实用临床检验

郑作峰 ◎著

吉林科学技术出版社

图书在版编目（CIP）数据

实用临床检验/ 郑作峰著. -- 长春 :吉林科学技
术出版社, 2019.8
　　ISBN 978-7-5578-5970-1

　　Ⅰ.①实… Ⅱ.①郑… Ⅲ.①临床医学–医学检验
Ⅳ.①R446.1

中国版本图书馆CIP数据核字(2019)第167113号

实用临床检验
SHIYONG LINCHUANG JIANYAN

出 版 人	李 梁	
责任编辑	李 征　李红梅	
书籍装帧	山东道克图文快印有限公司	
封面设计	山东道克图文快印有限公司	
开 本	787mm×1092mm 1/16	
字 数	178千字	
印 张	7.75	
印 数	3000册	
版 次	2019年8月第1版	
印 次	2020年6月第2次印刷	

出 版	吉林科学技术出版社
发 行	吉林科学技术出版社
地 址	长春市福祉大路5788号出版集团A座
邮 编	130000

发行部电话/传真　0431-81629529　81629530　81629531
　　　　　　　　　81629532　81629533　81629534
储运部电话 0431-86059116
编辑部电话 0431-81629508
网　　址　http://www.jlstp.net
印　　刷　北京市兴怀印刷厂

书　　号　ISBN 978-7-5578-5970-1
定　　价　98.00元

前　言

　　临床基础检验学技术是临床医学检验的重要组成部分。目前,我国临床医学检验技术主要包括了临床基础检验学技术、临床生物化学检验技术、临床血液学检验技术、临床免疫学检验技术、临床微生物学检验技术、临床分子生物学检验技术等。

　　全书共八章,详细讲述了临床常用的检验技术,内容分别为血液一般检验、血型检验、尿液一般检验、粪便检验、阴道分泌物检验、精液检验、前列腺液检验、痰液检验等内容。系统介绍了各种检验医学方法、技术的原理、参考值、临床意义以及新技术和新方法的普及和应用。本书实用性强,便于查阅,适合医院实验室、检验科从业人员参考使用,同时也可作为医学院相关专业学生的参考用书。

　　在本书的编写、出版过程中得到了许多老专家、老前辈的指点和帮助,在此表示感谢。由于编写时间仓促,书中不妥或遗漏之处在所难免,恳请读者批评指正。

编者

目　　　录

第一章　血液一般检验

血液一般检验项目主要包括:血液常规检查(红细胞计数、白细胞计数与分类计数、血红蛋白浓度测定)、网织红细胞计数、血细胞比容测定、红细胞平均指数测定、红细胞沉降率测定、血小板计数等。

血液一般检验技术,是医学检验的基础与常规检验技术,主要包括血涂片的制备与染色、手工或仪器血细胞计数、血细胞形态检查等。随着自动化检验仪器的发展与应用,使血液一般检验检测快速、项目扩展、参数增多,可及时、准确、全面反映机体的基本情况,在疾病诊断、鉴别诊断、治疗监测与健康筛查中起重要作用。

第一节　血涂片制备和染色

一、血涂片制备

(一)载玻片要求

制备血涂片使用的载玻片要有很好的清洁度。新载玻片常有游离碱质,须用清洗液或10%盐酸浸泡24小时,然后再彻底清洗。用过的载玻片可放入适量肥皂水或合成洗涤剂的水中煮沸20分钟,再用热水将肥皂和血膜洗去,用自来水冲洗,然后晾干或烤干备用。

(二)血涂片制备方法

1.手工推片法

(1)薄血膜推片法:①采血:取血一小滴(0.05ml),置载玻片一端1cm处或整片的3/4处的中央。②涂片:左手持载玻片,右手持推片从血滴前方后移接触血滴,使血液沿推片与载玻片的接触缘展开,至距边缘5mm时,保持推片与载玻片呈30°～45°,匀速、平稳地向前推制成血涂片。③干燥:将血涂片在空中晃动,使其迅速干燥。

(2)厚血膜涂片法:取血一小滴于载玻片中央,用推片的一角将血由内向外旋转涂片,制成厚薄均匀、直径约1.5cm的圆形血膜,自然干燥后,滴加数滴蒸馏水,待红细胞溶解,脱去血红蛋白,倾去液体,血涂片干燥后即可染色镜检。

2.自动涂片法

目前,有许多型号的自动血液分析仪,配备有自动血涂片仪和染色仪,可以按照操作指令自动送片、取血、推片、标记,甚至染色等。其基本原理是用机械手模拟人工方式对载玻片上血样进行推片。仪器可根据样本的HCT对点血量、推片起始位置、推片角度、速度和时间进行调整,并通过激光检测,保证血涂片头、体、尾的分明且厚薄适宜。

(三)方法评价

血涂片制备的方法评价见表1-1。

表 1-1　血涂片制备的方法评价

方法	评价
薄血膜推片法	用血量少,操作简单,临床应用最广,主要用于观察血细胞形态及仪器法检测结果异常时的复查。某些抗凝剂可使血细胞形态发生变化,分类时应注意鉴别。白细胞减低患者的标本经离心后取棕黄层(有核细胞和血小板集中层)涂片,可提高异常细胞的阳性检出率
厚血膜涂片法	对疟原虫、微丝蚴等的阳性检出率高
仪器自动涂片法	涂片中细胞分布均匀、形态完好,且推片与染色可和血液分析仪构成流水线作业,适用于大批量标本的处理,但需要较高的投入

(四)质量控制

1.血涂片质量要求

(1)良好血涂片的标准:①血膜由厚到薄逐渐过渡,厚薄适宜,头、体、尾分明,末端呈方形或羽毛状且无粒状或裂隙(会使白细胞集中在这些区域内)。血膜至少长 25mm,至玻片两侧边缘的距离约为 5mm,且边缘光滑。②血细胞从厚区到薄区逐步均匀分布,在镜检区域内,白细胞形态应无人为异常改变。除部分淋巴细胞增生性疾病外,镜检区域内破损白细胞量应<2%。③无人为污染。

(2)疟原虫检查血涂片要求:每张载玻片上推一个薄血膜和涂一个厚血膜。①厚血膜:血量 4~5μl(火柴头大小的血滴),位于右 1/3 处,直径 0.8~1.0cm,外出圆形厚薄均匀,无划痕。过厚易于脱落,过薄达不到检出率的要求。②薄血膜:血量 1.0~1.5:1,位于 1/2~1/3 处,外观舌状,厚薄均匀,无划痕。

2.血涂片制备操作要求

(1)涂片前:①载玻片:必须中性、洁净、无油腻、无划痕、边缘完整光滑。②血液标本:推荐用非抗凝静脉血或毛细血管血,也可用 EDTA 抗凝静脉血。标本采集后 4 小时内制片,否则可使细胞形态改变,如胞质内形成空泡,核分解破裂等。

(2)涂片中:①血膜厚度、长度与血滴的大小、推片与载玻片之间的角度、推片速度及 HCT 有关。血滴越大,推片角度越大,速度越快,血膜越厚;反之则薄。HCT 增高时,血液黏度较高,用较小角度推片效果好;相反,HCT 降低时,血液较稀,用较大角度和较快的速度推片效果好。②推片时用力不均匀或推片边缘不整齐时可致涂片中细胞分布不均匀。

(3)涂片后:血涂片需及时干燥、固定,妥善保存。天气寒冷或潮湿时,为避免干燥时间过长导致细胞变形、皱缩,可置于 37℃温箱促干。

3.血涂片质量问题及可能的原因

见表 1-2。

二、血涂片染色

(一)染料

1.碱性染料

为阳离子染料,如亚甲蓝、天青、苏木素等噻嗪类染料,有色部分为阳离子,与细胞内的酸性成分,如 DNA、RNA、特异的中性颗粒基质、某些细胞质蛋白等结合,主要用于细胞核染色。

表 1-2　血涂片质量问题及可能的原因

血涂片质量问题	原因
不规则的间断和尾部过长	推片污染、推片速度不均匀、载玻片污染
有空泡(空洞)	载玻片被油脂污染
血膜偏长或偏短	推片角度小、血滴未完全展开即开始推片(血膜偏长);推片角度大、血滴太小(血膜偏短)
血膜无尾部	血滴太大
两侧无空隙	推片太宽或血滴展开太宽
血膜偏厚或偏薄	血滴大、血液黏度高、推片角度大、推片速度快,血膜厚;相反则血膜偏薄

2.酸性染料

为阴离子染料,主要有伊红 Y 和伊红 B,有色部分为阴离子,与细胞内碱性成分如血红蛋白、嗜酸性颗粒及细胞质中某些蛋白质等结合并染色。

3.复合染料

同时具有阴离子型、阳离子型的染料称为复合染料。阴离子染料伊红 Y 和伊红 B 特别适合与噻嗪类染料(亚甲蓝、天青等)作对比染色。两类染料混合,细胞染色后可获得红蓝分明、色泽艳丽的染色效果,如 Wright 染料、Giemsa 染料。

(二)染色方法

1.Wright 染色法

(1)染色原理:①物理吸附与化学亲和作用:血细胞内不同结构所含的化学成分不同,对各种染料的亲和力也不同,进而细胞呈现不同的颜色而鉴别。Wright 染色血细胞着色的原理见表 1-3。②pH 值的影响:细胞多种成分属蛋白质,由于蛋白质系两性电解质,所带电荷随溶液的 pH 值而定。当 pH 值小于 pI(等电点)时,蛋白质带正电荷增多,易与伊红结合,染色偏红;当 pH 值大于 pI 时,蛋白质带负电荷增多,易与亚甲蓝或天青 B 结合,染色偏蓝。因此,细胞染色对氢离子浓度十分敏感,染色时常用缓冲液(pH 值为 $6.4\sim6.8$)来调节染色时的 pH 值,以达到满意的染色效果。③甲醇的作用:使伊红和亚甲蓝溶解并分别解离为离子状态(E^- 和 M^+);具有很强的脱水作用,可以将红细胞固定为一定的形态,同时,细胞凝固时,蛋白质被沉淀为网状或颗粒状结构,增加了染液与细胞接触的表面积;提高细胞对染液的吸附作用,增强染色效果。④甘油的作用:可防止甲醇蒸发,同时也可使细胞着色清晰。

(2)操作步骤:①标记:用蜡笔在血涂片一端编号,并在血膜两端各画一条直线,以防染色时染液外溢。②加 Wright 染液:将血涂片平放于染色架上,滴加染液 $3\sim5$ 滴,以覆盖整个血膜为宜,染色 1 分钟。③加缓冲液:滴加等量或稍多的缓冲液,用吸耳球轻吹使染液与缓冲液充分混合,染色 $5\sim10$ 分钟。④冲洗:用细的流动蒸馏水从血涂片的一端冲去染液,30 秒以上。血涂片干燥后即可镜检。

表 1-3 Wright 染色血细胞着色的原理

成分	着色原理
碱性物质	与伊红结合染成红色,该物质称为嗜酸性物质,如血红蛋白及嗜酸性颗粒等
酸性物质	与亚甲蓝结合而染成蓝紫色,该物质称为嗜碱性物质,如淋巴细胞质及嗜碱性颗粒等
中性颗粒	呈等电状态,与伊红、亚甲蓝均结合,染成淡紫红色,该物质称为嗜中性物质
细胞核	主要由 DNA 和碱性强的组蛋白等组成,后者与伊红结合染成红色,但因细胞核中含有少量的弱酸性物质,与亚甲蓝作用染成蓝色,因含量太少,蓝色反应极弱,故细胞核染成紫红色
红细胞	①原始红细胞和早幼红细胞胞质含有较多的酸性物质,与亚甲蓝亲和力强,故染成较浓厚的蓝色;②晚幼红细胞和网织红细胞含有酸性物质和碱性物质,可同时与亚甲蓝和伊红结合,故染成红蓝色或灰红色;③成熟红细胞的酸性物质完全消失,只与伊红结合,染成橙红色

2.Giemsa 染色法

(1)染色原理:与 Wright 染色法基本相同,Giemsa 染色法加强了天青的作用,提高了噻嗪类染料的效果。

(2)操作步骤:①标记:用蜡笔在血涂片一端编号。②固定:将血涂片用甲醇固定 3~5 分钟。③染色:将固定的血涂片置于已稀释 Giemsa 染液中浸染 10~30 分钟,取出用流水冲洗,干燥后备用。

3.Wright-Giemsa 染色法

Wright-Giemsa 染色法结合了 Wright 染色法和 Giemsa 染色法的优点。在 Wright 染色过程中,以稀释 Giemsa 染液代替缓冲液,或先用 Wright 染色法染色后,再用稀释的 Giemsa 染液复染,或者在 Wright 染液配方的基础上,每 1.0g Wright 染料添加 0.3g Giemsa 染料,染色步骤同 Wright 染色法。

(三)方法评价

血涂片染色的方法评价见表 1-4。

表 1-4 血涂片染色的方法评价

方法	评价
Wright 染色法	最常用的染色方法,染色时间短,对胞质成分及中性颗粒等染色效果好,但对胞核的染色不如 Giemsa 染色法
Giemsa 染色法	染色过程易控制,不易被污染,对胞核和寄生虫等着色较好,结构更清晰,而胞质和中性颗粒着色较差,染色保存时间久,但染色时间长、价格高
Wright-Giemsa 染色法	对胞质、颗粒、胞核均着色鲜艳,对比鲜明,但此法染液变性快、易污染,为临床一般检验次选方法

(四)质量控制

血涂片的染色效果与血涂片中细胞数量、血膜厚度、染液质量、染色时间、染液浓度、pH

值等密切相关,在染色的全过程(前、中、后)均需严格按要求操作。

1.染色前

(1)血涂片:血涂片制备质量应良好。血膜彻底干透后方可染色,否则细胞尚未牢固地黏附于玻片上,在染色过程中易脱落。一般应在涂片后1小时内染色,并可用无水乙醇(含水量应小于3%)固定后染色。

(2)染液质量:①新鲜配制的染液偏碱,染色效果较差,在室温下储存一定时间后,亚甲蓝转变为天青B方可使用,这一过程称为染料的成熟。放置时间越久,亚甲蓝转变为天青B越多,染色效果越好。②Wright染液的质量好坏除用血涂片的实际染色效果评价外,还可采用吸光度比值评价,即Wright染液的成熟指数以RA(A650nm/A625nm):1.3±0.1为宜。③染液应贮存于棕色瓶中,并注意盖严瓶口,以免甲醇挥发或氧化成甲酸。

2.染色中

血涂片染色过程中的质量控制见表1-5。

表1-5 血涂片染色过程中的质量控制

项目	质量控制
时间与浓度 染色过程	染液浓度低、室温低、细胞多、有核细胞多,则染色时间要长;反之,则染色时间要相应短
血涂片应 水平放置	染液不能过少,以免蒸发后染料沉淀,不易冲洗掉,使细胞深染或胞质中出现大量碱性颗粒;可用吸耳球轻吹,让染液覆盖全部血膜;加缓冲液后要让缓冲液和染液充分混匀,两者比例为(1~1.5):1
pH值	偏酸或偏碱均可导致染色效果不佳
冲洗染液	①应用流水将染液冲去,而不能先倒掉染液后再用流水冲洗,以免染料沉着于血涂片上,干扰检查 ②水流不宜太快,水压不宜太高,避免水流垂直冲到血膜上,而导致血膜脱落 ③冲洗时间不宜过长,以免脱色 ④冲洗后的血涂片应立即立于玻片架上,防止血涂片被剩余水分浸泡脱色 ⑤若见血膜上有染料颗粒沉积,用甲醇或Wright染液溶解,但应立即用水冲洗
脱色与复染	①染色过深:可用甲醇或Wright染液适当脱色,也可用清水冲洗一定时间 ②染色过浅:可以复染,复染时应先加缓冲液,后加染液,或加染液与缓冲液的混合液,不可先加染液

3.染色后

血涂片染色后需要评价染色效果,对染色不佳的涂片要寻找原因并及时纠正。

(1)血涂片染色效果的评价:见表1-6。

表 1-6　血涂片染色良好特征

评价方式	染色良好特征
肉眼观察	血膜外观为淡紫红色
显微镜观察	细胞分布均匀,血细胞无人为形态改变,红细胞呈淡粉红色,白细胞胞质能显示各自特有的色彩,白细胞核呈红色或紫红色,核染色质清晰可见,细胞内外无或少见染料沉着

(2)染色不佳的原因及纠正措施:见表 1-7。

表 1-7　血涂片染色不佳的原因及纠正措施

染色效果	原因	纠正措施
染色偏蓝	血膜偏厚、染色时间长、冲洗用水的 pH 值过高、冲洗时间过短、稀释染液未用缓冲液、贮存的染液暴露于阳光下	用含 1% 硼酸的 95% 乙醇溶液冲洗 2 次,再用中性蒸馏水冲洗,待干后镜检
染色偏红	储存染液质量不佳、冲洗时间过长、冲洗用水的 pH 值过低、血涂片干燥前加封片	规范操作,使用中性蒸馏水,保证染液质量
染色偏浅	染色时间偏短、冲洗时间过长	复染
染料沉积	染料沉淀、染料陈旧、甲醇浓度偏低、染液未过滤、涂片被污染、温度较高	用甲醇冲洗 2 次,并立即用水冲掉甲醇,待干后复染
蓝色背景	固定不当、血涂片未固定而储存过久、使用肝素抗凝血	注意血涂片的固定,使用 EDTA 抗凝血

第二节　改良牛鲍血细胞计数板的结构和使用

一、计数板结构

1.结构

改良牛鲍血细胞计数板为优质厚玻璃制成。每块计数板由"H"形凹槽分为 2 个相同的计数室,计数室两侧各有一条支持柱,较计数室平面高出 0.1mm。将特制的专用盖玻片覆盖其上,形成高 0.10mm 的计数室。

2.区域划分

计数室内划有长、宽各 3.0mm 的方格,平均分为 9 个大方格,每个大方格面积为 1.0mm²,容积为 0.1mm³(μl)。在这 9 个大方格中,中央大方格用双线分成 25 个中方格,其中位于正中及四角的 5 个中方格是红细胞和血小板计数区域。位于四角的 4 个大方格(用单线划分为 16 个中方格)是白细胞计数区域。

3.盖玻片

改良牛鲍血细胞计数板使用特制的长方形盖玻片,长 25mm,宽 20mm,厚 0.6mm。

二、计数板使用

1.准备计数板

取洁净的血细胞计数板平置于实验台上,采用推式法从计数板下缘向前平推盖玻片,将其盖在计数室上。

2.稀释血液

取试管,标记,加血细胞稀释液如红细胞稀释液 2.0ml 或白细胞稀释液 0.38ml,再加抗凝血 10μl,1 或 20μl,混匀备用。

3.充液

充分混匀稀释液,用微量吸管或小玻棒将稀释血液滴入盖玻片与计数板交界处,让液体顺其间隙充入计数室。

4.静置

静置 2～3 分钟,待细胞下沉。

5.显微镜计数

先用低倍镜观察整个计数板的结构(大、中、小方格),同时观察血细胞分布是否均匀。在低倍镜下观察白细胞计数范围,在高倍镜下观察红细胞(血小板)计数范围。

6.计数原则

应遵循一定的路径进行计数,以免重复或遗漏。对压线的细胞,依照"数上不数下,数左不数右"的原则。记录所数 4 个大方格的白细胞数或 5 个中方格的红细胞(血小板)数。

三、计数板使用质量控制与评阶

(一)质量控制

1.计数板

(1)计数板合格性鉴定:计数板启用前及使用后每隔 1 年都要进行鉴定,要求计数室的玻面光滑、透明、画线清晰、画线面积准确,以防计数板不合格或磨损而影响计数结果的准确性。①盖玻片检查:包括厚度和平整度,要求盖玻片应具有一定的重量,平整、光滑、无裂痕,厚薄均匀一致。厚度检查使用千分尺对盖玻片的厚度进行多点测定,最少测 9 个区,每区测 2 点,要求区域间厚度差<2μm;平整度检查使用平面平晶仪检查盖玻片两表面的干涉条纹,其条纹细密均匀或微弯曲为符合要求。也可将洁净的盖玻片紧贴于干燥的平面玻璃上,若能吸附一定时间不脱落,落下时呈弧线旋转,表示盖玻片平整、厚薄均匀;合格的盖玻片放置在计数室表面后,与支持柱紧密接触的部位可见到彩虹。②计数室深度:将微米级千分尺尾部垂直架在计数板两柱上,移动尾部微米千分尺,多点测量计数池的高度误差应在±2%(±2μm)以内。③计数室画线:采用严格校正的目镜测微计测量计数室的边长,每个大方格边长的误差应小于 1%。

(2)保证计数板和盖玻片清洁:操作中勿让手指接触计数板表面,以防污染,致使充液时产生气泡。如使用血液充液,计数板和盖玻片使用后应依次用 95%(V/V)乙醇、蒸馏水棉球擦拭,最后用清洁纱布拭净。千万勿用粗糙织物擦拭,以免磨损计数板上的刻度。

(3)加盖玻片:世界卫生组织推荐采用推式法,此法较盖式法更能保证充液的高度为 0.10mm。当盖玻片盖在计数板上时,若两层玻璃之间见到彩色条带,说明计数板和盖玻片清洁良好,否则应重新清洁计数板和盖玻片。

2.充液

(1)平放计数板,充液前应适当用力、快速振荡细胞悬液 30 秒,使其充分混匀,但不能产生过多气泡,以免影响充液和准确计数,也要防止剧烈振荡,以免破坏细胞。

(2)一次完成充液,如充液过少、过多、有气泡或出现任何碎片,应拭净计数板及盖玻片后重新操作。

(3)充液后不能移动盖玻片。

3.静置计数板

白细胞和红细胞计数一般需静置沉淀 2～3 分钟,血小板计数应沉淀 10～15 分钟,同时需注意保湿,因沉淀时间过长会因稀释液挥发造成计数结果不准确。

4.计数

(1)计数板中细胞如果严重分布不均,应重新充液计数。白细胞总数在正常范围内时,各大方格的细胞数不得相差 8 个以上。两次重复计数误差:白细胞不超过 10%,红细胞不超过 5%。

(2)计数原则:计数细胞时应遵循计数原则,并注意与非细胞成分相区别。

5.计数误差

(1)技术误差:由于操作不规范或使用器材不准确造成的误差称为技术误差。这类误差通过主观努力可以避免或显著减小,属系统误差(表 1-8)。

表 1-8　血细胞计数常见的技术误差与原因

计数误差	原因
采血部位不当	采血局部皮肤冻疮、发绀、水肿、感染等,使标本失去代表性
稀释倍数不准确	①稀释液或(和)标本量不准确
	②吸管内有气泡
	③未擦去吸管外多余血液
	④血液加入稀释液后,吸管带出部分稀释血液
	⑤稀释液放置时间过长,挥发浓缩
血液凝固	过分挤压采血部位(组织液过多)、采血动作缓慢等造成血液凝固
充液不当	混合的血液未混匀、充液过多或过少、充液不连续、计数室内有气泡、充液后盖玻片移动、操作平台不平等均可造成细胞分布不均
稀释的血液混合不均	充液前振荡不充分,但过分振荡产生过多的气泡,也可造成混合不均
白细胞增多	当白细胞数量>$100×10^9$/L 时,可对红细胞计数结果产生影响
有核红细胞增多	外周血出现较多有核红细胞时,可对白细胞计数结果产生影响,须校正: 校正后白细胞数/L＝$\dfrac{100}{100+有核红细胞数}$×校正白细胞数(有核红细胞是分类 100 个白细胞时所见到的有核红细胞)
冷凝集素和球蛋白	冷凝集素和球蛋白增高可造成红细胞聚集,影响计数结果
误认	不能准确辨认细胞,如将污染的酵母菌或其他杂质等误认为血细胞
仪器不准	稀释用吸管、微量吸管或计数池未经校正、盖玻片不平整光滑等

（2）固有误差：包括计数域误差、计数室误差和吸管误差。①计数域误差：即便是操作熟练者，使用同一稀释液多次充液计数，其结果也存在一定的差异，这种由于每次充液后血细胞在计数室分布不可能完全相同所造成的误差，称为计数域误差或分布误差，属于偶然误差。根据统计学原理，血细胞在计数室内分布的不均一性符合泊松分布，其标准差公式 $s = \sqrt{m}$（m 为细胞多次计数的均值）；$CV = \dfrac{s}{m} \times 100\% = \dfrac{1}{\sqrt{m}} \times 100\%$，计数域误差变异系数（CV）与细胞计数的数量成反比，细胞计数数量越多，计数范围越广，误差越小；反之，误差越大。②计数室误差和吸管误差：即计数室和吸管的使用次数。同一稀释血液采用多支吸管稀释，在多个计数板内计数，较同一稀释液在同一计数板进行多次计数所得的结果更接近真值。

以白细胞计数为例，固有误差总变异系数的计数公式为：

$$CV = \sqrt{\frac{100^2}{n_b} + \frac{4.6^2}{n_c} + \frac{4.7^2}{n_p}}$$

式中，n_b：计数的白细胞总数，n_c：计数板使用次数，n_p：吸管使用次数。

（二）方法评价

血细胞显微镜计数法，为世界卫生组织推荐的参考方法，设备简单、费用低廉、简便易行，在严格规范条件下，可用于校准血液分析仪及其结果异常的复查，多次重复（10～20 次）测定的均值可作为校正血细胞分析仪的参考值。适用于日检测量少的基层医疗单位和分散检测。缺点是费时，受吸血量和血细胞计数板的质量、细胞分布状态以及检验人员技术水平等因素的影响，精密度较低。同一样本重复测定，可部分抵消随机误差。目前，计数板计数法尚无公认或比较完善的质量控制与考核方法，关键在于严格遵守操作规程，掌握误差规律，熟练操作技术。血细胞计数板计数的考核方法主要有：

1．两差比值法

随机抽取 1 份标本重复计数，该份标本在短时间内 2 次计数细胞数之差与 2 次计数细胞数之和的标准差平方根之比，即为两次比值。本法适用于个人技术考核，也可用于复查与评价结果的准确性及治疗效果。

$$r = \frac{|x_1 - x_2|}{\sqrt{x_1 + x_2}}$$

式中，r 为两差比值；x_1、x_2 分别为两次数得的细胞数。

质量得分 $= 100 - (r \times 20.1)$，并按表 1-9 进行质量评价。根据统计学理论，两差比值 > 1.99，则 2 次结果有显著性差异，故失分系数为 $(100-60)/1.99 = 20.1$。

2．双份计数标准差评价法

采用多个标本，每个标本均作双份计数，用每个标本的双份计数之差计算标准差，然后求得变异系数及质量得分。本法适用于个人技术考核及室间质量评价。

$$\bar{x} = \frac{\sum x_1 + \sum x_2}{2n}$$

$$s = \sqrt{\frac{\sum (x_1 - x_2)^2}{2n}}$$

$$CV\% = \frac{s}{\bar{x}} \times 100\%$$

式中, n 为标本数; x_1、x_2 分别为同一样本两次计数的细胞数。

质量得分 $=100-(CV\times 2)$。评价方法同两差比值法。

表 1-9　血细胞计数质量得分与评价

质量得分	质量等级	意义
90～100	A	优
80～89	B	良
70～79	C	中
60～69	D	及格
＜60	F	不及格

第三节　红细胞检验

红细胞是血液中数量最多的有形成分,其主要功能是携氧或作为二氧化碳的呼吸载体和维持酸碱平衡等。可通过检测红细胞参数和形态变化对某些疾病进行诊断或鉴别诊断。

一、红细胞计数

红细胞计数(RBC)是检测单位容积血液中红细胞的数量,是血液一般检验的基本项目,与血红蛋白和血细胞比容结合,常作为诊断贫血和红细胞增多的主要指标之一。

（一）检测原理

红细胞计数方法有显微镜法和血液分析仪法。

1.显微镜法

采用红细胞等渗稀释液将血液标本稀释一定倍数(200 倍),充入改良牛鲍血细胞计数板中,在显微镜下计数一定区域(体积)内红细胞数量,经换算求得每升血液中红细胞数量。

2.血液分析仪法

多采用电阻抗法、流式细胞术激光检测法等。

（二）操作步骤

1.显微镜法

①准备稀释液:取一试管,加入红细胞稀释液 2ml。②采血和加血:准确采集末梢血或吸取新鲜静脉抗凝血 10μl,加至上述稀释液中,立即混匀。③充液:准备计数板、充分混匀稀释液、充液,室温静置 2～3 分钟,待细胞下沉。④计数:高倍镜下计数中央大 25 方格内 4 角和正中 5 个中方格内的红细胞数。⑤计算:红细胞数/L $=N\times\frac{25}{5}\times 10\times 201\times 10^6 \approx N\times 10^{10}=\frac{N}{100}\times 10^{12}$。

2.血液分析仪法

按仪器操作规程操作。

（三）方法评价

红细胞计数方法评价见表1-10。常用红细胞稀释液组成与作用见表1-11。

表1-10　红细胞计数的方法评价

方法	优点	缺点
显微镜法	传统方法,设备简单,成本低。可用于血液分析仪异常检查结果的复查	费时费力,精密度低
血液分析仪法	操作便捷,易于标准化,精密度高。适用于健康人群普查,大批量标本筛检	成本高;环境条件要求较高

表1-11　常用红细胞稀释液组成与作用

稀释液	组成	作用
Hayem液	$NaCl$、Na_2SO_4 和 $HgCl_2$	调节渗透压、增强红细胞悬浮性和防腐。但在高球蛋白血症时,易造成蛋白质沉淀而使红细胞凝集
枸橼酸钠甲醛盐水溶液	$NaCl$、枸橼酸钠和甲醛	$NaCl$维持等渗,枸橼酸钠抗凝,甲醛固定和防腐配制简单,稀释数小时后红细胞形状不变
生理盐水	$NaCl$	等渗,急诊时应用
1%甲醛生理盐水	$NaCl$ 和甲醛	等渗,固定和防腐,急诊时应用

（四）质量控制

血细胞计数质量控制的关键是控制计数误差。血细胞计数误差可来源于技术误差、仪器误差和计数域误差。

1.技术误差

见表1-8,可通过规范操作、正确使用器材、提高操作技能减小误差。

2.仪器误差

由于器材不精确与不精密所造成的误差。对显微镜法红细胞计数而言,器材误差主要来源于不符合规格要求的血细胞计数板、微量吸管等。

3.计数域误差

见本章第二节。

（五）参考区间

成年:男性$(4.0\sim5.5)\times10^{12}/L$,女性$(3.5\sim5.0)\times10^{12}/L$。新生儿:$(6.0\sim7.0)\times10^{12}/L$。

（六）临床意义

1.生理性变化

红细胞数量受到许多生理因素影响,但与相同年龄、性别人群的参考区间相比,一般在±20%以内,红细胞生理性变化与临床意义见表1-12。

表 1-12　红细胞生理性变化与临床意义

变化	临床意义
增多	①缺氧,如新生儿(增高 35％)、高山居民(增高 14％)、登山运动员、剧烈运动和体力劳动等
	②雄激素增高,如成年男性高于女性
	③肾上腺皮质激素增多,如情绪波动(感情冲动、兴奋、恐惧等)
	④长期重度吸烟
	⑤静脉压迫时间＞2 分钟(增高 10％)
	⑥毛细血管血比静脉血测定结果增高(增高 10％～15％)
	⑦日内差异,如同一天内上午 7 时的红细胞数量最高
	⑧药物影响,如应用肾上腺素、糖皮质激素药物等
减低	主要见于生理性贫血
	①生长发育过快,导致造血原料相对不足,如 6 个月～2 岁婴幼儿
	②造血功能减退,如老年人
	③血容量增加,如妊娠中晚期血浆量明显增多,红细胞被稀释而减低(减低达 16％)
	④长期饮酒(减低约 5％)

2.病理性变化

(1)病理性增多:①相对性增多:血容量减少使红细胞相对增多,如呕吐、高热、腹泻、多尿、多汗、大面积烧伤等。②绝对性增多:包括继发性增多和原发性增多。继发件增多主要见于组织缺氧,促红细胞生成素(EPO)代偿性增高,如严重慢性心肺疾病、发绀型先天性心脏病、异常血红蛋白病等。另外,EPO 非代偿性增高,也可引起继发性红细胞增多,如肾癌、肝癌、子宫肌瘤、卵巢癌、肾胚胎痛、肾积水、多囊肾和肾移植术后等。原发性增多如真性红细胞增多症。

(2)病理性减少:见于各种原因导致的贫血,贫血的病因诊断一般应结合临床表现和进一步检查来综合判断。按病因不同可将贫血分为 3 大类。①红细胞生成减少:骨髓造血功能衰竭如再生障碍性贫血、急性造血功能停滞等;造血物质缺乏或利用障碍如肾性贫血、缺铁性贫血(铁缺乏)、铁粒幼细胞贫血(铁利用障碍)、巨幼细胞贫血(叶酸、维生素 B_{12} 缺乏性 DNA 合成障碍)等。②红细胞破坏过多:红细胞内在缺陷如红细胞膜缺陷见于遗传性球形、椭圆形、口形、棘形红细胞增多症等;红细胞酶缺陷见于遗传性红细胞 G-6-PD、PK 缺乏症等;血红蛋白异常见于珠蛋白生成障碍性贫血、镰状细胞贫血,血红蛋白 C、D、E(HbC、D、E)病(珠蛋白合成减少)及不稳定血红蛋白所致溶血性贫血(珠蛋白结构异常)、阵发性睡眠性血红蛋白尿症(红细胞对补体敏感)等。红细胞外在异常如免疫反应引起的贫血:新生儿溶血病、血型不合输血后溶血病、药物性免疫性溶血性贫血;机械性损伤如微血管病性溶血性贫血、行军性血红蛋白尿、烧伤所致溶血性贫血;疾病所致溶血如疟疾、细菌、脾功能亢进等所致溶血性贫血等。③红细胞丢失(失血):如急性、慢性失血性贫血。

此外,药物也可引起贫血:①抑制骨髓的药物如阿司匹林、链霉素、吲哚美辛、洋地黄、苯妥英钠等。②引起维生素 B_{12}、叶酸吸收障碍的药物如口服避孕药、雌激素、盐酸苯乙双胍(降糖灵)、新霉素、异烟肼等。③引起铁吸收障碍的药物如皮质类固醇等。④诱发溶血的药物如头孢类、氨基糖苷类抗生素、磺胺药、抗过敏药、维生素 A/K、奎尼丁类、水杨酸类、呋塞米、异烟肼、利福平、哌嗪、白消安等。

二、血红蛋白测定

血红蛋白(Hb 或 HGB)是在人体有核红细胞及网织红细胞内合成的一种含色素辅基的结合蛋白质,是红细胞内的运输蛋白,每克血红蛋白可携带 1.34ml 氧,其主要功能是吸收肺部大量的氧,并将其输送到身体各组织。

每个血红蛋白分子含有 4 条珠蛋白肽链,每条肽链结合 1 个亚铁血红素,形成具有四级空间结构的四聚体,以利于结合 O_2 和 CO_2。生理条件下,99% 血红蛋白的铁呈 Fe^{2+} 状态,称为还原血红蛋白(HHb,Hbred);亚铁状态的血红蛋白与氧结合称氧合血红蛋白;1% Hb 的铁呈 Fe^{3+} 状态,称为高铁血红蛋白。如血红素第 6 个配位键被 CO、S 等占据,则形成各种血红蛋白衍生物。CO 与血红蛋白结合形成碳氧血红蛋白,结合力比氧结合力高 240 倍;在含有苯肼和硫化氢的环境中,HbO_2 即转变为硫化血红蛋白(SHb),后者也见于服用阿司匹林或可待因的患者。

(一)检测原理

1.氰化高铁血红蛋白(HiCN)测定法

血红蛋白(SHb 除外)中的亚铁离子(Fe^{2+})被高铁氰化钾氧化为高铁离子(Fe^{3+}),血红蛋白转化成高铁血红蛋白(Hi)。Hi 与氰化钾(KCN)中的氰离子反应生成 HiCN。HiCN 最大吸收波峰为 540nm,波谷为 504nm。在特定条件下,HiCN 毫摩尔消光系数为 44L/(mmol · cm)。HiCN 在 540nm 处的吸光度与浓度成正比,根据测得吸光度可求得血红蛋白浓度。

2.十二烷基硫酸钠血红蛋白(SDS-Hb)测定法

SDS 作为一种阴离子表面活性剂,具有轻度氧化作用。血液中除 SHb 以外的所有血红蛋白均可与低浓度的 SDS 作用,亚铁血红素被氧化成稳定的棕红色高铁血红素样复合物(SDS-Hb),最大吸收峰在 538nm。

(二)操作步骤

1.氰化高铁血红蛋白测定法

(1)直接定量测定法:①准备转化液:取一试管,加入 5ml HiCN 转化液。②采血与转化:采集全血 20μl,加到上述试管底部,与转化液充分混匀,静置 5 分钟。③测定吸光度:用符合世界卫生组织标准的分光光度计,在波长 540nm 处、光径为 1.000cm、以 HiCN 试剂调零,测定标本的吸光度(A)。④计算:$Hb(g/L)=A\times\dfrac{64458}{44000}\times251=A\times367.7$。

(2)参考液比色法测定:①按直接定量测定法的步骤①～③,测定标本的吸光度(A)。②绘制标准曲线及查出待测标本的血红蛋白浓度:将 HiCN 参考液倍比稀释为 50g/L、100g/L、150g/L、200g/L 四种血红蛋白浓度,分别测定各稀释度的吸光度。以参考液 Hb(g/L)为横坐标、吸光度测定值为纵坐标,在坐标纸上绘出标准曲线。通过标准曲线查出待测标本的血红蛋白浓度 Hb(g/L)。③通过常数计算标本的血红蛋白浓度:先求出换算常数 K 值,再计算血红

蛋白浓度 $K=\dfrac{\sum Hb}{\sum A}$，$Hb(g/L)=K\times 4$。

2.十二烷基硫酸钠血红蛋白测定法

①制备标准曲线：取 4 份不同浓度抗凝血分别用 HiCN 法及本法测定每份血液的血红蛋白浓度和吸光度，以 HiCN 法测得的血红蛋白浓度为横坐标，本法测得的吸光度为纵坐标，绘制标准曲线。②测定：取应用液 5ml 于试管中，加入全血 $20\mu l$ 充分混匀。5 分钟后置 540nm 下以应用液调零，测定其吸光度，查标准曲线即可得出血红蛋白浓度。

（三）方法评价

常用的有 HiCN 测定法、SDS-Hb 测定法、碱羟血红蛋白（AHD575）测定法、叠氮高铁血红蛋白（HiN3）测定法、溴代十六烷基三甲胺（CTAB）血红蛋白测定法等。为统一 Hb 测定方法，1966 年，国际血液学标准化委员会推荐 HiCN 测定法作为 Hb 测定的标准方法。1978 年，国际临床化学联合会和国际病理学会在联合发表的国际性文件中重申了 HiCN 法。

HiCN 测定法是世界卫生组织和 ICSH 推荐的参考方法，由于 HiCN 试剂含剧毒的氰化钾，各国均相继研发了不含氰化钾的血红蛋白测定方法，有的测定法已用于血液分析仪，但其标准应溯源到 HiCN 量值。血红蛋白测定的方法评价见表 1-13。HiCN 转化液的作用和评价见表 1-14。

表 1-13 血红蛋白测定的方法评价

测定方法	优点	缺点
HiCN 测定法	参考方法，操作简单，反应速度快，可检测除 SHb 之外的所有 Hb，产物稳定，便于质控	KCN 有剧毒，可使高白细胞、高球蛋白血症的标本混浊，对 HbCO 的反应慢，不能测定 SHb
SDS-Hb 测定法	次选方法，操作简单，呈色稳定，试剂无毒，结果准确，重复性好	SDS 质量差异大，消光系数未定，SDS 溶血活力大，易破坏白细胞，不适用于同时白细胞计数的血液分析仪
AHD$_{575}$ 测定法	试剂简易，无毒，呈色稳定，准确性与精确度较高	575nm 波长比色，不便于自动检测，HbF 不能转化
HiN$_3$ 测定法	不能转化准确度、精密度较高	试剂仍有毒性（为 HiCN 的 1/7），HbCO 转化慢（20 分钟）
CTAB 测定法	溶血性强且不破坏白细胞，适于血液分析仪检测	精密度、准确性略低

表 1-14 HiCN 转化液的作用和评价

转化液	作用	评价
都氏液	①$K_3Fe(CN)_6$ 和 KCN：使 Hb 形成稳定的 HiCN ②$NaHCO_3$：防止高球蛋白血液标本的溶血液产生混浊	反应速度很慢，15℃时 40 分钟才能使血红蛋白完全转化成 HiCN 世界卫生组织和我国卫生部临床检验
文-齐液	①$K_3Fe(CN)_6$ 和 KCN：使 Hb 形成稳定的 HiCN	中心

转化液	作用	评价
②非离子型表面活性剂:溶解 RBC、游离 Hb,防止溶血液混浊;助溶剂 ③磷酸二氢钾:维持 pH 值在 7.2±0.2,防止高球蛋白血液标本混浊	推荐使用	

（四）质量控制

1.标本

血红蛋白检测原理是比色法,引起标本浊度增大的因素常致血红蛋白浓度假性增高,如高脂血症、高球蛋白、高白细胞(WBC＞30×10⁹/L)及高血小板(PLT＞ 700×10⁹/L)等。HbCO增多也可影响检测结果。

2.器材及试剂

定期校准分光光度计,选用合格的微量采血管和刻度吸管及比色杯。注意保证试剂质量。

3.技术操作

消毒、采血、稀释、混匀等要求与红细胞计数相同。确保 HbCO 完全转化,可延长转化时间或加大试剂中 $K_3Fe(CN)_6$ 的用量。

4.废弃物的处理

HiCN 转化液中氰化钾是剧毒品,配制转化液时要按剧毒品管理程序操作。为防止氰化钾污染环境,测定后的废液应妥善处理。先以水 1:1 稀释废液,再向每升稀释后的废液中加入 35ml 次氯酸钠溶液,混匀后敞开容器口放置 15 小时以上,使 CN 氧化为 N_2 和 CO_2,或水解为 CO_3^{2-} 和 NH_4^+,排入下水道。严禁在废液中加入酸性溶液,以防产生致命性的氢氰酸(hydrocyanic acid)气体。

（五）参考区间

成年:男性 120～160g/L,女性 110～150g/L。新生儿:170～200g/L。

（六）临床意义

血红蛋白测定的临床意义与红细胞计数相似,但判断贫血程度优于红细胞计数。根据血红蛋白浓度可将贫血分为 4 度。轻度贫血:Hb＜120g/L(女性 Hb＜110g/L);中度贫血:Hb＜ 90g/L;重度贫血:Hb＜ 60g/L;极重度贫血:Hb＜ 30g/L。当 RBC＜1.5×10¹²/L,Hb＜45g/L 时应考虑输血。

1.血红蛋白与红细胞的关系

在某些贫血,红细胞和血红蛋白减少程度可不一致,同时测定红细胞和血红蛋白,对诊断更有意义。

2.影响检验结果的因素

①血液总容量改变:如大量失血早期,全身血容量减少,此时血液浓度改变很少,从红细胞和血红蛋白的结果来看,很难反映贫血的存在。②全身血浆容量改变:如各种原因引起的失水或水潴留,使血浆容量减少或增加,造成血液浓缩或稀释,均可使红细胞和血红蛋白结果升高或降低。

三、血细胞比容测定

血细胞比容(PCV)是指一定体积的全血中红细胞所占体积的相对比例。HCT 的高低与红细胞数量、平均体积及血浆量有关,主要用于贫血、真性红细胞增多症和红细胞增多的诊断,血液稀释和血液浓缩变化的测定,红细胞平均体积和红细胞平均血红蛋白浓度的计算等。

(一)检测原理

HCT 直接测定采用离心法,间接测定采用血液分析仪法。

1.离心法

常用微量法和温氏法,其检测原理基本相同,但离心力不同。以不改变红细胞体积及血容量的抗凝剂处理全血标本,然后将其注入标准毛细玻璃管或 Wintrobe 管,用一定转速离心一定时间后,读取红细胞层的高度。血液离心后分 5 层,自上而下分别为血浆层、血小板层、白细胞及有核红细胞层、还原红细胞层和红细胞层。读取结果以还原红细胞层为准。

2.血液分析仪法

由红细胞计数和红细胞平均体积导出 HCT,HCT＝红细胞计数×红细胞平均体积。

(二)操作步骤

1.微量法

①吸血:用虹吸法将血液充入专用毛细管中,至 2/3(50mm)处。②封口:把毛细管未吸血的一端垂直插入密封胶,封口。③离心:把毛细管放入专用高速离心机,以相对离心力 RCF 为 12500g 离心 5 分钟。④读数:毛细管置于专用读数板的凹槽中,移动滑尺刻度至还原红细胞层表层,读出相对应的数值;或用刻度尺分别测量红细胞层和全血层长度,计算其比值,即为 HCT。

2.温氏法

①加标本:用毛细滴管吸取混匀的抗凝血,插入温氏管底部,将血液缓慢注入至刻度"10"处,用小橡皮塞塞紧管口。②离心:将温氏管置于离心机,以 RCF 为 2264g 离心 30 分钟。③读数:以还原红细胞层表面为准,读取红细胞层柱高的毫米数,乘以 0.01,即为 HCT 值。

(三)方法评价

HCT 检测的方法评价见表 1-15。

表 1-15　HCT 检测的方法评价

方法	优点	缺点
温氏法(离心法)	应用广泛,无须特殊仪器	难以完全排除残留血浆(可达 2% ～ 3%),单独采血,用血量大。已渐被微量法取代
微量法(离心法)	世界卫生组织推荐为常规方法,CLSI(美国临床实验室标准化研究所)推荐的参考标准。标本用量少,相对离心力高,结果准确、快速、重复性好	仍有残留血浆,但较温氏法少。需微量高速血液离心机

方法	优点	缺点
微量离心计算法	ICSH（2003）推荐的替代参考方法,可常规用于 HCT 测定的校准。HCT＝（离心 HCT 值-0.0119)/0.9736	需用参考方法测定全血 Hb 和压积红细胞 Hb 浓度,HCT＝全血 Hb/压积红细胞 Hb
血液分析仪法	无须单独采血测定,检查快速,精密度高	准确性不及微量离心法,需定期校正仪器
放射性核素法	ICSH 曾推荐为参考方法,准确性最高	方法烦琐、特殊,不适用于临床常规检查

（四）质量控制

1.操作规范化

避免操作误差,如抗凝剂用量不准,混匀不充分,离心速度不均等。CLSI要求微量法所用毛细管管长 75mm,内径 0.8～1.0mm,壁厚 0.20～0.25mm,每支含肝素 2U。取抗凝全血或末梢血,充入一次性毛细玻璃管的 2/3（50mm)处,封口后,用水平式毛细管 HCT 离心机以 12000r/min(相对离心力 RCF≥10000g),离心 5 分钟,用专用读数板或刻度尺,读取还原红细胞层和全层长度,计算 HCT 值。

2.注意干扰因素

①假性增高:红细胞形态异常（如小红细胞、大红细胞、球形红细胞、椭圆形红细胞或镰形红细胞等)和红细胞增多时,因红细胞的变形性减低和数量增多可使血浆残留量增加;高网织红细胞或高白细胞等也可使 HCT 假性增高。②假性降低:体外溶血、自身凝集等。

（五）参考区间

男性:0.40～0.50;女性:0.37～0.48。新生儿:0.47～0.67。儿童:0.33～0.42。

（六）临床意义

HCT 的临床意义与红细胞计数相似。HCT 减低是诊断贫血的指标,若红细胞数量正常,血浆量增加,为假性贫血;HCT 增加可因红细胞数量绝对增加或血浆量减少所致,见表 1-16。HCT＜0.2,可导致心力衰竭和死亡;HCT＞ 0.6,则与自发性凝血有关。HCT 的主要应用价值为:

表 1-16 HCT 增高和减低的原因

HCT	机制	原因
减低	红细胞减少	各种原因所致的贫血、出血
	血浆量增多	竞技运动员（生理性适应)、中晚期妊娠、原发性醛固酮增多症、过多补液
增加	红细胞增多	真性红细胞增多症、缺氧、肿瘤、EPO 增多
	血浆量减少	各种原因所致的液体丢失,如液体摄入不足、大量出汗、腹泻与呕吐、多尿

1.临床补液量的参考

各种原因导致脱水时,HCT 都会增高,补液时可监测 HCT,HCT 恢复正常表示血容量得到纠正。

2.真性红细胞增多症诊断指标

当 HCT＞0.7，RBC 为(7～10)×10^{12}/L，Hb＞180g/L 时，即可诊断。

3.计算红细胞平均指数的基础

红细胞平均值(MCV、MCHC)可用于贫血的形态学分类。

四、红细胞平均指数计算

红细胞平均指数包括红细胞平均体积(MCV)、红细胞平均血红蛋白量(MCH)和红细胞平均血红蛋白浓度(MCHC)。红细胞平均指数有助于深入认识红细胞特征,为贫血的鉴别诊断提供线索。

(一)检测原理

1.手工法

根据 RBC、Hb、HCT 测定结果计算红细胞平均指数。

2.血液分析仪法

MCV 由血液分析仪直接测定导出;由仪器测定 Hb、RBC 可计算出 MCH＝Hb/RBC; MCHC＝Hb/(RBC×MCV)。

(二)操作步骤

①检测 RBC、Hb、HCT:按照相关方法检测 RBC、Hb、HCT。②计算:根据 RBC、Hb、HCT 测定结果计算红细胞平均指数。

(三)方法评价

手工法红细胞平均指数由 RBC、Hb、HCT 测定后计算而来,因此,必须用同一抗凝血标本,且所测数据结果必须准确。仪器法红细胞平均指数的测定同样依赖于 RBC、Hb 和 HCT 测定的准确性。

(四)参考区间

MCV、MCH、MCHC 的参考值见表 1-17。

表 1-17　MCV、MCH、MCHC 参考区间

人群	MCV(fl)	MCH(pg)	MCHC(g/L)
成年人	80～100	26～34	320～360
1～3 岁	79～104	25～32	280～350
新生儿	86～120	27～36	250～370

(五)临床意义

红细胞平均指数可用于贫血形态学分类及提示贫血的可能原因,见表 1-18。但红细胞平均指数仅反映了红细胞群体平均情况,无法阐明红细胞彼此之间的差异,对一些早期贫血如缺铁性贫血也缺乏灵敏度。缺铁性贫血合并巨幼细胞贫血时,小红细胞 MCV、MCH 可小至 50fl、15pg,而大红细胞 MCV、MCH 又可分别达 150fl、45pg,而 MCHC 却无明显变化,总体计算 MCV、MCH 也可在参考区间;缺铁性贫血和轻型珠蛋白合成障碍性贫血都表现为小细胞

低色素性贫血,但缺铁性贫血的红细胞在血涂片上却为明显大小不均。

表 1-18　贫血形态学分类及临床意义

贫血形态学分类	MCV	MCH	MCHC	临床意义
正细胞性贫血	正常	正常	正常	急性失血、急性溶血、再生障碍性贫血、白血病等
大细胞性贫血	增高	增高	正常	叶酸、维生素 B_{12} 缺乏或吸收障碍
单纯小细胞性贫血	降低	降低	正常	慢性炎症、尿毒症等
小细胞低色素性贫血	降低	降低	降低	铁缺乏、维生素 B_6 缺乏、珠蛋白生成障碍性贫血、慢性失血等

五、网织红细胞计数

网织红细胞(RET)是介于晚幼红细胞和成熟红细胞之间的过渡细胞,略大于成熟红细胞(直径 $8.0\sim9.5\mu m$),其胞质中残存的嗜碱性物质 RNA 经碱性染料如煌焦油蓝、新亚甲蓝等活体染色后,形成蓝色或紫色的点粒状或丝网状沉淀物。网织红细胞自骨髓释放到外周血液后仍具有合成血红蛋白的能力,1~2 天后,过渡为成熟红细胞。ICSH 将网织红细胞分为 4 型,见表 1-19。

表 1-19　网织红细胞分型及特征

分型	形态特征	正常存在部位
Ⅰ型(丝球型)	嗜碱性物质呈致密块状	仅在正常骨髓
Ⅱ型(网型)	嗜碱性物质呈疏松网状结构	大量存在于骨髓,极少见于外周血液中
Ⅲ型(破网型)	嗜碱性物质呈散在的不规则枝点状结构	少量存在于外周血液中
Ⅳ型(点粒型)	嗜碱性物质少,呈分散的细颗粒、短丝状	主要存在于外周血液中

网织红细胞检测的目的:①鉴别贫血的类型(增生性、非增生性、增生增高性)。②检查骨髓的功能。③检测贫血的治疗效果。④评估骨髓移植后、再生障碍性贫血细胞毒药物诱导治疗或 EPO 治疗后的红细胞造血情况。

(一)检测原理

网织红细胞的 RNA 以弥散胶体状态存在。常规血细胞染色法如 Wright 染色对细胞进行了固定,即使网织红细胞的核酸物质着色,也难以在普通显微镜下识别。网织红细胞必须经活体或特殊染色后,才可用显微镜识别或经仪器分类计数。

1.普通显微镜法活体染料

(新亚甲蓝或煌焦油蓝)的碱性着色基团(带正电荷)可与网织红细胞 RNA 的磷酸基(带负电荷)结合,使 RNA 胶体间的负电荷减少而发生凝缩,形成蓝色的点状、线状或网状结构。

2.血液分析仪法

特殊染料与网织红细胞中 RNA 结合后进行 RNA 定量,可精确计数网织红细胞占红细胞的百分数(Ret%),并可根据 RNA 含量将网织红细胞分类及计算网织红细胞其他参数。

(二)操作步骤

1.试管法

①加染液:取一试管,加入染液 1 滴。②加血液:注入新鲜全血 1 滴,立即混匀,室温下放置 15~20 分钟。③制备涂片:取混匀染色血 1 小滴制成薄血涂片,自然干燥。④观察:低倍镜下选择红细胞分布均匀、着色好的部位。⑤计数:常规法是在油镜下计数至少 1000 个红细胞中的网织红细胞;Miller 窥盘计数法是将 Miller 窥盘放置于接目镜内,于 Miller 窥盘的小格 A 内计数所有成熟 RBC,在大格 B 内(含小格)计数网织红细胞数。⑥计算:网织

红细胞百分数 $= \dfrac{\text{计数 1000 个红细胞中的网织红细胞数}}{1000}$(常规法);网织红细胞百分数 $=$

$\dfrac{\text{大方格 B 内的网织红细胞数}}{\text{小方格 A 内的成熟红细胞数} \times 9}$(Miller 窥盘计数法);网织红细胞数/L $=$ 红细胞/L $\times$ 网织红细胞百分数

2.玻片法

①加染液:于载玻片的一端滴加 10g/L 煌焦油蓝乙醇溶液 1 滴,自然干燥后备用。②加血液:取血 1 滴在干燥的染料上,用推片角将血滴与染料混匀,用另一载玻片盖在此载玻片上,使两玻片黏合。③制备涂片:5~10 分钟后,移开上层玻片,取 1 小滴推制成血涂片。④观察、计数和计算:同试管法。

(三)方法评价

网织红细胞计数的方法评价见表 1-20。

表 1-20 网织红细胞计数方法评价

检测方法	评价
普通显微镜法	简便、成本低,可直观细胞形态;但影响因素多,重复性差
玻片法	水分易蒸发,染色时间短,结果偏低
试管法	易掌握,重复性较好,易复查
Miller 窥盘计数法	规范计算区域,减少了实验误差,ICSH 推荐方法
血液分析仪法	检测细胞多,精密度高,与手工法相关性好,易标准化;仪器贵;在出现豪焦小体、有核红细胞、巨大血小板时结果常出现假性增高

(四)质量控制

以手工计数法为重点。

1.选择合适的染料

用于网织红细胞检测的活体染料很多,有煌焦油蓝、新亚甲蓝、中性红、亚甲蓝、甲苯胺蓝等。网织红细胞活体染料的评价见表 1-21。

表 1-21　网织红细胞活体染料的评价

染料名称	评价
煌焦油蓝	长久普遍应用。但溶解度低,染料沉渣易附着 RBC 表面,影响检查;易受变性珠蛋白小体、HbH 包涵体干扰
新亚甲蓝	世界卫生组织推荐使用。对 RNA 着色强、试剂稳定,Hb 几乎不着色,便于识别
中性红	染液浓度低、背景清晰、网织颗粒与 Hb 对比鲜明,不受变性珠蛋白小体、HbH 包涵体的干扰

2.正确辨认网织红细胞

外周血液网织红细胞主要为Ⅳ型,凡含有 2 个以上颗粒且颗粒必须远离细胞边缘的红细胞均应计为网织红细胞。红细胞各种颗粒或包涵体的鉴别见表 1-22。

表 1-22　活体染色后各种红细胞包涵体的鉴别

颗粒或包涵体	成分	特点
网织红细胞颗粒	RNA	网状物或散在细小颗粒
Pappenheimer 小体	铁颗粒(含铁血黄素颗粒)	细胞质周围有 1 个或多个颗粒,较 Ret 染色深
Heiz 小体	变性血红蛋白	较 Pappenheimer 小体大,不规则,突起状,淡蓝色
Howell-Jolly 小体	DNA	较 Pappenheimer 小体大,规则,淡蓝色
HbH 包涵体	变性 HbH	呈多个球形、淡蓝绿色颗粒,似高尔夫球样

3.网织红细胞计数方法

(1)Miller 窥盘法:普通显微镜计数时,为缩小分布误差,降低劳动强度,ICSH 及我国卫生部临床检验中心推荐使用 Miller 窥盘进行网织红细胞计数。

(2)显微成像系统:借助计算机和细胞形态分析软件,根据细胞内网织颗粒的数量,对网织红细胞进行分群。①高荧光强度网织红细胞(HFR):粗颗粒堆积成网状。②中荧光强度网织红细胞(MFR):粗颗粒在 10 个以上,或细小颗粒超过 15 个。③低荧光强度网织红细胞(LFR):细胞内含 15 个以下细小颗粒。

(五)参考区间

成人、儿童:0.5%～1.5%。新生儿:2.0%～6.0%。成人绝对值:$(24\sim84)\times10^9/L$。

(六)临床意义

网织红细胞计数是反映骨髓造血功能的重要指标,见表 1-23。

表 1-23　常见网织红细胞参数及评价

网织红细胞参数	含义	评价
Ret 百分率	①玻片法、试管法:计数 1000 个红细胞中的 Ret 数 ②Miller 法: $\dfrac{\text{大方格内 Ret 数}}{\text{小方格内 RBC 数}\times 9}$	Ret 百分率是评价红系造血最简单有效的方法
Ret 绝对值	Ret%×红细胞数	Ret 绝对值更准确反映红系造血
网织红细胞生成指数(RPI)	$\dfrac{\text{被测 HCT}}{\text{正常人 HCT}}\times\dfrac{\text{被测 Ret\%}}{\text{Ret 成熟天数}}\times 100\%$ 释放入外周血 Ret 越幼稚,成熟时间越长	Ret 生成相当于健康人的倍数:①RPI 增加提示肾功能、EPO 反应和骨髓功能良好。②RPI 降低:提示骨髓增生低下或红系成熟障碍
网织红细胞成熟指数(RMI)	$RMI=\dfrac{MFR+HFR}{LFR}\times 100\%$	①增高:溶血性贫血、特发性血小板减少性紫癜、白血病、真性红细胞增多症、再生障碍性贫血和多发性骨髓瘤;②降低:常与骨髓衰竭或无效造血有关,如巨幼细胞贫血

1.评价骨髓增生能力,判断贫血类型

(1)网织红细胞增多:表示骨髓造血功能旺盛,各种增生性贫血均可增多,溶血性贫血增多尤为显著。

(2)网织红细胞减少:是无效红细胞造血的指征,见于非增生性贫血(如铁、铜、维生素 B_6、维生素 B_{12} 缺乏)、慢性病性贫血(如慢性炎症、恶性肿瘤、慢性肾衰竭、再生障碍性贫血等)。

(3)鉴别贫血:①小细胞性贫血:当铁蛋白和转铁蛋白饱和度正常时,网织红细胞增多常见于血红蛋白病,网织红细胞正常常见于慢性炎症性疾病。②正细胞性贫血:网织红细胞增多常见于急性出血和溶血综合征,网织红细胞正常或降低常见于骨髓衰竭或慢性贫血。③大细胞性贫血:网织红细胞增多常提示用维生素 B_{12} 或叶酸治疗。

2.评价疗效

(1)观察贫血疗效:网织红细胞是贫血患者随访检查的项目之一。缺铁性贫血或巨幼细胞贫血经有效治疗 2~3 天后,网织红细胞开始上升,7~10 天达到最高峰(约 10%),2 周后逐渐降至正常水平。

(2)骨髓移植后监测骨髓造血恢复:骨髓移植后第 21 天,如网织红细胞>15×10^9/L,常表示无移植并发症;若骨髓开始恢复造血功能,首先表现为 HFR 和 MFR 的升高,其次为网织红细胞升高。因此,RMI 的改变更为敏感。

3.放疗和化疗的监测

网织红细胞的动态观察可指导临床适时调整治疗方案,避免造成严重的骨髓抑制。机体接受放、化疗后,如出现骨髓抑制,早期 HFR 和 MFR 降低,随后网织红细胞降低;停止治疗,骨髓功能恢复后,这些指标逐渐恢复。

六、红细胞沉降率测定

红细胞沉降率(ESR)简称血沉,指在规定条件下,离体抗凝全血中的红细胞自然下沉的速率。血沉是传统且应用较广的指标,用于诊断疾病虽然缺乏特异性,但操作简便,具有动态观察病情和疗效的实用价值。

(一)检测原理

1.魏氏法

将枸橼酸钠抗凝血置于特制刻度血沉管内,在室温下垂直立于血沉架 1 小时后,读取上层血浆的高度,即为红细胞沉降率。血沉测定实际上是测量单位时间内红细胞下沉后血浆段的距离,而并非真正红细胞降低速度。

2.自动血沉仪法

动态红细胞下沉分为 3 个阶段:①红细胞聚集期,约 10 分钟。②红细胞快速沉降期,聚集逐渐减弱,细胞以恒定速度下沉,约 40 分钟。③细胞堆积期,约 10 分钟,此期红细胞缓慢下沉,逐步向试管底部聚集。全自动血沉仪根据红细胞下沉过程中血浆浊度的改变,采用光电比浊、红外线扫描或摄影法,动态分析红细胞下沉各个时段血浆的透光度,以微电脑记录并打印结果。

(二)操作步骤

1.魏氏法

①加抗凝剂:取浓度为 0.109mol/L 的枸橼酸钠溶液 0.4ml 加入试管中。②采血:采静脉血 1.6ml,加入试管中,混匀。③吸血:混匀全血吸入血沉管内至刻度"0"处,拭去管外残留余血。④立血沉管:将血沉管直立于血沉架上。⑤读数:1 小时后,准确读取红细胞下沉后露出的血浆段高度,即为红细胞沉降率。

2.自动血沉仪法

按仪器操作规程操作。

(三)方法评价

魏氏法为传统方法,为国内规范方法。ICSH、美国临床实验室标准化研究所(CLSI)以及世界卫生组织均有血沉检测的标准化文件。ICSH 方法(1993)及 CLSI(2000)方法均以魏氏法为基础,建立了新的血沉检验"参考方法"和供常规使用的"选择方法",后者简称"常规工作方法",分别制定了新的操作规程。新方法对血沉管的规格、抗凝剂的使用、血液标本的制各方法等做了重新规定。突出的优点是可以和全自动血液分析仪检验共用一份抗凝静脉血标本,并在分析结果时易于综合白细胞变化进行判断。"参考方法"由于对 HCT 进行了校正(HCT ≤0.35),可忽略由于红细胞数量改变给血沉带来的影响。如采用常规工作方法,可将 EDTA 盐抗凝静脉血在以生理盐水或 0.109mol/L 枸橼酸钠以1:4稀释后进行测定。血沉测定的方法评价见表1-24。

表 1-24　血沉测定的方法评价

方法	优点	缺点
魏氏法	国内的规范方法。对操作器材、条件和方法有严格规定,一次性血沉管使用方便、卫生安全	一次性血沉管成本较高,质量难以保证
温氏法	通过血沉方程 K 值计算,克服了贫血对结果的影响,多用于血液流变学检查	结果平均高于魏氏法 9.6mm
血沉率	用血量少,测定速度快,结果无年龄、性别差异,不受贫血及实验条件的影响,敏感度高	使用专用离心机及配套平底离心管,临床少用
潘氏法	可测定毛细血管血,较适用于儿童,其结果与魏氏法具有可比性	采血时易混入组织液,临床较少使用
自动血沉仪法	可记录红细胞沉降全过程;自动化,微量化,快速化	测定结果应与"参考方法"比较,制定参考区间

(四)质量控制

血沉测定迄今仍未建立决定性方法,目前首选参考方法,其次为标准化方法(相当于二级参考方法),再次为选择方法即常规工作方法。

1.ICSH 规定的参考方法可用于验证其他方法的可靠性

用魏氏管和 EDTA 抗凝血,选择 10 份 HCT 为 0.30～0.36 的血液标本,血沉分布在 15～105mm/h 范围内;或通过离心法调节标本的 HCT,去除多余的血浆或红细胞,然后再充分混匀(至少颠倒混匀标本 8 次),迅速移入血沉管中。用参考方法测量每个未稀释标本的血沉值。未稀释标本结果纠正公式为:

$$纠正 ESR(mm/h)=(未稀释标本 ESR×0.86)-12$$

其结果在 95% 限定值范围内见表 1-25,表明方法满意。因血沉影响因素复杂,新方法应建立特定的自身参考区间。

表 1-25　ICSH 参考方法与常规工作法 ESR 检测结果比较

参考方法	常规法	参考方法	常规法	参考方法	常规法
15	3～13	20	5～17	70	35～62
16	4～14	30	10～24	80	44～73
17	4～15	40	15～32	90	53～85
18	4～15	50	21～41	100	62～98
19	5～16	60	28～51	104	66～103

ESR 单位为 mm

2.魏氏法对抗凝剂、血液标本及物理条件的要求

见表 1-26。

表 1-26　魏氏法对抗凝剂、血液标本及物理条件的要求

项目	要求
抗凝剂	①枸橼酸钠（AR）浓度为 0.109mol/L，应采用 0.22μm 滤膜过滤后使用，在 4℃能贮存数月
	②新鲜配制，不能超过 1 周，不用时于 4℃冷藏保存
	③与血液之比为 1∶4
血液标本	①真空采血或普通注射器采血
	②静脉采血应在 30 秒内完成
	③不能有凝血、溶血、气泡，不能混入消毒液
	④与抗凝剂必须混匀充分
血沉管	①30cm 长的带刻度玻璃或塑料试管，管径不小于 2.55mm，误差小于 5%，毫米刻度应不超过 20cm
	②试管应清洁、干燥、无尘
	③反复使用时，应先用自来水冲洗，然后用蒸馏水或去离子水冲洗，待干燥后使用。不提倡用清洁液或混合去污剂清洗
血沉管的位置	①放置血沉管的位置要平稳
	②特制血沉架应带有可调节的螺旋装置，以固定血沉管和保持血沉管垂直
测定环境	①应在室温（18～25℃）下进行测定，随温度增高，血沉会加快
	②室温过高要进行血沉校正，室温低于 18℃应放置于 20℃恒温箱内测定
	③避免振动、风吹、阳光直射
检测时间	采血后 4 小时内完成检测，枸橼酸钠抗凝血 4℃保存可延迟到 6 小时
结果判读	严格控制在（60±1）分钟，读取沉淀红细胞界面以上 1mm 处的透明血浆层所对应的刻度

3.质控方法

参考方法常作为常规试验的质控方法，但参考方法费时、费力，通常采用替代的稳定化全血控制品作为每日质控。也可使用 3～4 份 4℃保存的 EDTA 抗凝全血，计算每天累积均值，每天至少 100 份临床标本，可得到相对稳定的结果，每天 CV 变化在 15% 以内，可认为试验在控，仪器性能良好。进行质控必须满足以下条件：EDTA 抗凝，HCT 为 0.35 左右，血沉在 15～105mm/h，检测前将标本颠倒混匀 16 次。

4.血沉测定影响因素

见表 1-27。

表 1-27　影响血沉测定的因素

变化	因素	评价
增快	血浆因素	纤维蛋白原、γ球蛋白和异常克隆性免疫球蛋白、α、β球蛋白、胆固醇和甘油三酯增高
	红细胞因素	大红细胞容易形成缗钱状，使血沉加快；各种原因的贫血
	感染因素	某些病毒、细菌、药物、代谢产物和异常抗体等中和了细胞表面的负电荷
	药物因素	葡萄糖、聚乙烯吡咯烷酮、白明胶、青霉胺、口服避孕药、甲基多巴、葡聚糖、普鲁卡因胺、茶碱、维生素 A 等
减慢	标本及物理条件	标本溶血、血沉管倾斜、温度过高
	血浆因素	清蛋白、糖蛋白及磷脂酰胆碱等增高，抑制红细胞缗钱状形成
	红细胞因素	数量增加、大小不均或球形、镰形细胞增多时，不利于缗钱状形成
	物理条件	血沉管不洁净或血柱含气泡、温度过低
	药物因素	阿司匹林、可的松、奎宁

（五）参考区间

魏氏法：男性 0～15mm/h，女性 0～20mm/h。

（六）临床意义

血沉是一项常规筛查试验，虽然特异性差，但仍然具有一定的参考价值。临床上，血沉主要用于观察病情的动态变化，区别功能性与器质性病变及鉴别良性与恶性肿瘤等。

1.生理性血沉加快

血沉受年龄、月经周期影响。①新生儿红细胞数量较高，血沉（≤2mm/h）较慢。②儿童（<12 岁）红细胞数量生理性低下，血沉稍快。③女性由于纤维蛋白原含量高，血沉较男性快。④孕 3 个月至产后 3 周妇女由于生理性贫血、胎盘剥离、产伤和纤维蛋白原含量增高，血沉加快。⑤月经期由于子宫内膜损伤及出血、纤维蛋白原增加，血沉加快。⑥大于 50 岁，由于纤维蛋白原含量逐渐增高，血沉加快。

2.病理性血沉加快

对于疾病鉴别和动态观察具有一定参考价值，病理性血沉加快的临床意义，见表 1-28。

表 1-28　病理性血沉加快的临床意义

疾病	临床意义
组织损伤	如严重创伤和大手术后、心肌梗死后 3～4 天血清急性时相反应蛋白迅速增多
恶性肿瘤	与肿瘤组织坏死、纤维蛋白原增高、感染和贫血有关
炎症疾病	急性细菌感染（急性时相反应蛋白迅速增多）、风湿病活动期（抗原抗体复合物增加）、结核病活动期、风湿热活动期（纤维蛋白原明显增高）、HIV 感染（血清标志物阳性伴血沉增快是 AIDS 早期预测指标）

疾病	临床意义
自身免疫病	结缔组织疾病，血沉与 C 反应蛋白、类风湿因子、抗核抗体等具有相似的灵敏度
高球蛋白血症	多发性骨髓瘤、巨球蛋白血症、系统性红斑狼疮、肝硬化、慢性肾炎、免疫球蛋白增高
高胆固醇血症	动脉粥样硬化、糖尿病、黏液性水肿、原发性家族性高胆固醇血症
其他	退行性疾病、巨细胞性动脉炎和风湿性多肌瘤

3.血沉减慢

见于真性红细胞增多症、低纤维蛋白原血症、充血性心力衰竭、红细胞形态异常（如异形红细胞、球形红细胞、镰形红细胞）。

七、红细胞形态检查

血液系统疾病常影响红细胞，特别是贫血患者，不仅红细胞数量和血红蛋白含量降低，多数贫血患者还会有相应特异的红细胞形态改变，表现在红细胞大小、形状、染色性质和内涵物的异常。因此，红细胞形态检查常作为追踪贫血线索的一项重要内容，与血红蛋白测定、红细胞计数及其他参数相结合，可以判断贫血的性质，对贫血的诊断和鉴别诊断有重要的临床价值。

（一）检测原理

红细胞形态检查的检测原理及方法评价见表 1-29。

表 1-29 红细胞形态检查的检测原理及方法评价

方法	原理与评价
显微镜检查法	主要用于红细胞形态的识别，特别是异常形态的鉴别，也是仪器法检测的复核方法
计算机图像分析	①基于计算机图像处理技术，对红细胞形态和图像特征进行分析，建立红细胞形态变化特征分布统计模型，实现红细胞形态特征的自动统计分类②能快速自动以正常红细胞形态为参比，按红细胞形态特征做出类型和比例分析
血液分析仪法	能提供红细胞数量及其他相关参数，并对异常结果予以报警提示，但不能直接提供红细胞形态改变的确切信息，需用显微镜法复查

（二）操作步骤

①制备良好的染色血涂片。②低倍镜观察：低倍镜下观察染色血涂片中红细胞的分布和染色情况。选择细胞分布均匀、染色良好、红细胞紧密排列但不重叠区域。③油镜观察：滴加香柏油 1 滴，在油镜下仔细观察上述区域中红细胞的形态，同时浏览全片是否存在其他异常细胞。

（三）方法评价

见表 1-29。

(四)质量控制

红细胞形态检查的质量控制见表 1-30,人为原因造成的红细胞形态异常见表 1-31。

表 1-30 红细胞形态检查的质量控制

项目	要求
合格的检验人员	经严格培训、有理论和实践经验的检验人员是质量控制的前提
选择理想检查区域	理想的红细胞均匀分布区域是红细胞之间相近排列而不重叠
完整规范的检查顺序	先在低倍镜下检查全片,观察细胞分布和染色,再用油镜观察血膜体尾交界处的细胞形态,同时注意是否存在其他异常细胞,如幼稚细胞或有核红细胞等
减少人为影响因素	应认真观察全片,排除人为因素影响。真正的异形红细胞多均匀分布于全片,而假性异形红细胞常局限于个别区域

表 1-31 人为原因造成的红细胞形态异常

人为原因	红细胞形态异常
制备血涂片不当	棘形红细胞、皱缩红细胞、红细胞缗钱状形成等
使用非疏水性玻片	口形红细胞
染色不当	嗜多色红细胞
抗凝剂浓度过高,或血液标本久置	锯齿状红细胞
涂片干燥过慢,或固定液中混有水分	面包圈形红细胞
涂片末端附近	长轴方向一致的假性椭圆形红细胞

(五)临床意义

1.正常红细胞形态

①正常红细胞呈双凹圆盘形,大小相对均一,平均直径 7.2Um(6.7~7.7μm)。②Wright 染色后为淡粉红色或者琥珀色,血红蛋白充盈良好,呈正色素性、向心性淡染。③中央部位为生理性淡染区,大小约为细胞直径的 1/3。④胞质内无异常结构。正常红细胞形态可见于健康人,但也可见于急性失血性贫血和部分再生障碍性贫血等。

正常红细胞可自然退化变性,即使是高质量的血涂片和染色;在血涂片上也可见到变形或破碎的细胞,但数量很少,分布极为局限。

2.红细胞异常形态

在排除人为因素后,若血涂片中出现异常形态红细胞且数量增多,常提示病理性改变。常见的红细胞异常形态可分为红细胞大小、形状及血红蛋白含量、结构和排列异常(表 1-32~表 1-34)。红细胞异常形态分类方法见表 1-36。

表 1-32　红细胞大小异常的临床意义

异常红细胞	形态改变	可能机制	临床意义
小红细胞	直径<6μm	①中央染色过浅：Hb 合成障碍 ②中央淡染区消失（球形红细胞）	缺铁性贫血、珠蛋白生成障碍性贫血、遗传性球形红细胞增多症
大红细胞	直径＞10μm，中央染色深	①早期脱核的年轻 RBC ②叶酸及维生素 B_{12} 缺乏 ③胞膜胆固醇/磷脂酰胆碱比值增加	①RBC 生成加速 ②巨幼细胞贫血、溶血性贫血等 ③肝病、脾切除后
巨红细胞	直径>15μm	同上	巨幼细胞贫血、肝病
细胞大小不均	RBC 之间直径相差 1 倍以上	骨髓造血功能紊乱、造血调控功能减弱	严重增生性贫血（尤为巨幼细胞贫血）

表 1-33　红细胞形状异常的临床意义

异常红细胞	形状改变	可能机制	临床意义
球形红细胞	直径<6 μm，厚度常>2.6μm，似小圆球状，无中心淡染区	RBC 膜先天性或后天性异常而部分丢失，表面积/体积比值减小	遗传性球形红细胞增多症（>20%）、自身免疫性溶血性贫血、异常血红蛋白病（HbS、HbC 病）
椭圆形红细胞	RBC 短径/长径<0.78μm，椭圆形、杆形	与细胞骨架蛋白异常有关	①遗传性椭圆形红细胞增多症（>25%） ②各种溶血性贫血
靶形红细胞	中央深染，外围苍白，边缘又深染，呈靶状或牛眼状	①Hb 组成和结构变异 ②脂质异常	①各种低色素性贫血，尤其珠蛋白生成障碍性贫血 ②阻塞性黄疸、脾切除后、肝病
口形红细胞	生理性淡染区呈扁平状，形似张开的嘴巴或鱼口	细胞膜先天性缺陷，Na^+ 通道异常，细胞内钠显著增高	①遗传性口形红细胞增多症（>10%） ②溶血性贫血及肝病

29

（续表）

异常红细胞	形状改变	可能机制	临床意义
镰形红细胞	镰刀状	缺氧时,HbS 溶解度降低,形成长形/尖形结晶体,使胞膜变形	镰状细胞性贫血
棘红细胞	细胞表面针状或指状突起,尾端略圆,间距、长宽不等	磷脂代谢异常:胞膜胆固醇/磷脂酰胆碱比值增加	①严重肝细胞疾病 ②先天性 β-脂蛋白缺乏症 ③偶见 McLeod 表型 ④脾切除后 ⑤慢性饥饿 ⑥神经性厌食
锯齿状红细胞	细胞周边呈钝锯齿形,突起排列均匀、大小一致,外端较尖	可能为膜脂质异常	尿毒症、丙酮酸激酶缺乏症、红细胞内低钾、胃癌、出血性溃疡
泪滴形细胞	泪滴样或梨状	①RBC 含有 Heinz 小体或包涵体 ②RBC 膜某点粘连拉长	骨髓纤维化(多见)、其他贫血(少见)、骨髓病性贫血
新月形红细胞	新月形,直径约为 $20\mu m$,着色极淡	蒸馏水实验:RBC 内渗透压高,水分吸入使体积胀大,推片时细胞破裂	某些溶血性贫血,如 PNH
角形红细胞	细胞表面有数个粗大的角样大突起,形态不一	RBC 受到机械损害	DIC、血管内纤维沉积症、微血管病性溶血性贫血、肾小球肾炎、尿毒症和移植后
裂片红细胞	大小不一,外形不规则	RBC 通过因阻塞而管腔狭小的微血管所致	DIC、微血管病性溶血性贫血、严重烧伤
红细胞形态不整	RBC 形态发生无规律的明显改变	原因未明,可能与化学因素或物理因素有关	某些感染或严重贫血,最常见于巨幼细胞贫血

表 1-34　红细胞血红蛋白含量异常的临床意义

异常红细胞	形状改变	可能机制	临床意义
低色素性	生理性淡染区扩大,染色淡	Hb 含量明显减少	缺铁性贫血、珠蛋白生成障碍性贫血、铁粒幼细胞性贫血、某些血红蛋白病

异常红细胞	形状改变	可能机制	临床意义
高色素性	生理性淡染区消失，整个RBC着色较深	Hb含量增高	巨幼细胞贫血、溶血性贫血
嗜多色性	RBC呈淡灰蓝色或灰红色，胞体略大，相当于活体染色的网织红细胞	胞质内少量RNA与Hb并存，提示骨髓造血功能活跃	各种增生性贫血（尤其是溶血性贫血）
细胞着色不一	同一血涂片RBC中，色素不一致	Hb充盈度偏离较大	铁粒幼细胞性贫血

表 1-35　红细胞结构异常及排列异常的临床意义

异常红细胞	形状改变	可能机制	临床意义
豪焦小体	胞质内含1~2μm的暗紫红色圆形小体	核碎裂或溶解后所剩残余部分，常与卡波环同时存在	①脾切除、无脾症、脾萎缩、脾功能低下 ②红白血病和某些贫血患者；巨幼细胞贫血 ③溶血性贫血
卡波环	胞质内紫红色细线圈状结构，呈环形或"8"字形	①核膜或纺锤体的残余物 ②胞质中脂蛋白变性	恶性贫血、溶血性贫血、铅中毒、白血病、巨幼细胞贫血、增生性贫血和脾切除后
嗜碱性点彩红细胞	胞质内灰蓝色点状颗粒，形态大小不一、多少不等	①金属损伤RBC膜，使嗜碱性物质凝集、变性 ②Hb合成时原卟啉与亚铁结合受阻	铅中毒、珠蛋白生成障碍性
有核红细胞	幼稚红细胞	代偿性释放或释放功能紊乱	溶血性贫血、白血病、严重缺氧、骨髓转移性肿瘤
缗钱状形成	RRC重叠，如缗钱状	血浆中纤维蛋白原和球蛋白含量增高，减弱了RBC间相互排斥力	多性骨髓瘤、巨球蛋白血症等
红细胞自凝	RBC出现聚集、凝集成堆或成团现象	冷凝集素或免疫性因素等	冷凝集素综合征、自身免疫性溶血性贫血

31

表 1-36　红细胞异常形态分类方法

形态异常	评价
异常红细胞	红细胞大小不均和红细胞形态不整、大红细胞、小红细胞、嗜碱性点彩红细胞
血红蛋白不足	低色素红细胞、红细胞着色不一和双相红细胞群体
红细胞生成后损伤	高色素红细胞、球形红细胞、不规则完整红细胞、椭圆形红细胞和卵圆形红细胞
棘红细胞和红细胞碎片	裂片红细胞、角红细胞、棘红细胞、刺红细胞
红细胞增生性变化	多色素红细胞、幼稚红细胞
其他异常	环形红细胞(薄红细胞)、靶形红细胞、口形红细胞、镰形红细胞、血红蛋白 C 结晶和镰状镰红细胞形态不整、红细胞包涵体(豪焦小体、Pappenheimer 小体)、红细胞缗钱状和自身聚集

第四节　白细胞检验

人体外周血中的白细胞包括中性粒细胞(N)、嗜酸性粒细胞嗜碱性粒细胞(B)、淋巴细胞(L)和单核细胞(M)五种形态和功能各不相同的细胞,其中中性粒细胞又包括中性分叶核粒细胞和中性杆状核粒细胞。白细胞中粒细胞数量最多,它起源于骨髓造血干细胞,在骨髓中分化、发育、成熟,成熟后的粒细胞仅有约 1/20 释放到外周血,剩余贮存在骨髓中(贮存池)。外周血中的粒细胞分为两部分,即随血液循环流动的循环池和黏附于微静脉及毛细血管壁的边缘池,正常情况下循环池和边缘池中的细胞数量约各占一半,保持着动态平衡,一些生理和病理因素可打破这种平衡。白细胞检验是血液一般检验的重要内容之一,临床应用广泛,主要用于了解机体有无感染及感染类型,了解骨髓中白细胞造血情况以及监测临床用药等。

一、白细胞计数

白细胞计数(WBC)即测定单位体积外周血中各种白细胞的总数。白细胞计数结果仅反映循环池中的粒细胞数量。白细胞计数有手工法(显微镜计数法)和仪器法 2 种,本节主要介绍手工法。

(一)检测原理

1.手工法

将全血用稀酸溶液稀释一定倍数,使红细胞破坏后,充入牛鲍血细胞计数板内,在普通光学显微镜下计数一定范围内的白细胞数,经换算求出每升血液内的白细胞总数。

2.仪器法

见血液分析仪部分。

(二)操作步骤

手工法:①准备稀释液:取小试管 1 支,加入白细胞稀释液 0.38ml。②采血和加血:准确采集末梢血或吸取新鲜静脉抗凝血 20μl 加至上述稀释液中,立即混匀。③充液:准备计数板、充分混匀细胞悬液、充液,室温静置 2～3 分钟待细胞下沉。④计数:低倍镜下计数四角 4 个大方格内的白细胞数量。⑤计算:白细胞数/L＝$\frac{N}{4}×10×20×10^6＝\frac{N}{20}×10^9$(N 为四角 4 个大方格内白细胞总数)。

(三)方法评价

1.显微镜计数法

设备简单、费用低廉;费时、重复性较差;适用于基层医疗单位和分散检测。

2.血液分析仪法

操作简便,效率高,重复性好;仪器较贵,准确性取决于仪器的性能及工作状态;适合于大批量的标本集中检测。

(四)质量控制

1.采血时间的影响

外周血中的白细胞仅有一半随血液循环流动(循环池),另一半黏附于血管壁(边缘池),两者保持着动态平衡。但在许多因素影响下,如剧烈运动、情绪激动、严寒、暴热等,两个池中的白细胞可重新分配。由于白细胞计数检查的仅为循环池中的白细胞,即便正常情况下,同一个人在上、下午的白细胞计数结果可呈较大幅度的波动。因此,为使检测结果便于比较和动态分析,最好固定采血时间,例如每次检查均在上午 8 点左右。

2.计数误差

白细胞显微镜计数的误差主要有技术误差和固有误差两大类,见本章第二节。

3.有核红细胞的影响

在正常情况下,血液中不会出现有核红细胞。在某些疾病如溶血性贫血时,外周血中可出现大量有核红细胞,它不能被白细胞稀释液破坏,计数时与白细胞一同被计数而使白细胞计数结果偏高。因此,当血液中出现较多有核红细胞时,必须将其扣除。校正公式如下:

$$校正后白细胞数/L＝x·\frac{100}{100+y}$$

式中,x 为校正前白细胞数;y 为在白细胞分类计数时,计数 100 个白细胞的同时计数到的有核红细胞数。

例如:校正前白细胞数为 $10×10^9$/L,在作白细胞分类计数时计数 100 个白细胞的同时数得的有核红细胞数为 30 个,则校正后白细胞数为 $7.7×10^9$/L。

4.经验控制

以血涂片中所见白细胞的多少粗略核对白细胞计数结果有无大的误差。在血涂片厚薄适宜的情况下,显微镜下所见白细胞的多少与白细胞总数的关系见表 1-37,如不符,需复查。

表 1-37　血涂片白细胞密度与白细胞总数的关系

每高倍镜视野白细胞数	白细胞总数($\times 10^9$/L)
2～4	4～7
4～6	7～9
6～10	10～12
10～12	13～18

(五)参考区间

成人:$(3.5～9.5)\times 10^9$/L;儿童:$(5～12)\times 10^9$/L;6 个月～2 岁:$(1 1～12)\times 10^9$/L;新生儿:$(15～20)\times 10^9$/L。

(六)临床应用

白细胞总数高于参考区间的上限称白细胞增多,低于参考区间的下限称白细胞减少。白细胞总数增多或减少主要受中性粒细胞数量的影响,其临床意义见白细胞分类计数。

二、白细胞分类计数

由于各种白细胞的功能不同,血液中它们的数量及形态变化所引起的临床意义也不同,因而仅对白细胞总数计数是不够的,还必须对各种白细胞分别计数,即白细胞分类计数(DC)。

(一)检测原理

1.显微镜分类计数法

将染色后的血涂片在油镜下根据白细胞形态学特征逐个分别计数(一般计数 100～200 个白细胞),得出各种白细胞的相对比值或百分率,并注意观察其形态的变化。

2.血液分析仪法

见血液分析仪部分。

3.血细胞形态分析仪

采用人工智能的原理。首先提取各种血细胞的形态特征,通过支持向量机(SVM)和人工神经网络(ANN)技术进行分类,然后报告结果。

(二)操作步骤

1.操作

显微镜分类计数:①采集血液。②制备血涂片。③血涂片染色。④显微镜检查:先低倍镜下观察全片,包括白细胞的分布和染色情况,选择血涂片体、尾交界处细胞分布均匀、着色良好的区域;油镜下对所见到的白细胞逐个进行分类,并做好记录,共计数 100～200 个白细胞;同时观察红细胞、血小板形态以及有无寄生虫等。⑤计算:求出各类白细胞所占的比值或百分率,根据白细胞总数计算各种白细胞的绝对值。

2.报告方式

①白细胞分类计数结果:各种白细胞所占的比值或百分率;各种白细胞的绝对值。②幼稚或异常白细胞:发现幼稚或异常白细胞,应分类报告,并包括在白细胞分类比值或百分率中。③有核红细胞:血涂片中如见到有核红细胞,也应逐个计数,但不列入白细胞总数之内,而是报

告分类计数 100 个白细胞的同时见到的有核红细胞数。④寄生虫：如发现疟原虫等应报告。
⑤红细胞、血小板的形态：如有异常改变应报告。

（三）方法评价

1.显微镜分类法

①白细胞分类计数的参考方法，分类结果较准确。②设备简单、费用低廉。③费时，且结果的准确性取决于操作者个人的技术水平。

2.血液分析仪法

①快速、重复性好。②对于某些细胞不能识别，特别是白血病细胞、异型淋巴细胞和正常单核细胞。③只能用于筛查，异常标本必须采用显微镜分类法进行复检。

3.血细胞形态分析仪

①快速、重复性好。②尽管目前对于某些细胞不能识别，特别是白血病细胞不能准确分类，但仪器可以将所有分类过的细胞提取并分类保存于电脑中，可供人工随时复检，大大提高了白细胞分类效率，降低了漏诊率。③对血涂片染色要求较高，否则影响仪器识别。④价格昂贵。

（四）质量控制

显微镜计数法：

1.标本

①使用 EDTA 抗凝血液样本时，应充分混匀后再涂片。②抗凝血样本应在采集后 4 小时内制备血涂片，时间过长可引起中性粒细胞和单核细胞的形态改变。③制片前，样本不宜冷藏。

2.血涂片制备和染色

如样本中白细胞数量少时，需制备多张血涂片。具体的制备和染色注意事项见第一章第二节。

3.镜检部位

各种白细胞体积大小不等，在血涂片中分布很不均匀，一般体积较小的淋巴细胞在头、体部分布较多，而尾部和两侧以中性粒细胞和单核细胞较多，异常大的细胞常在片尾末端出现。一般认为细胞分布在片头至片尾的 3/4 区域比较均匀（体尾交界处），各种白细胞的分布比例与体内外周血中一致，因此分类时最好选择在体尾交界处。镜检时必须按一定方式（如城垛样）有规律地移动视野，以避免重复、遗漏或主观选择视野。

4.镜检白细胞数量　白细胞分类计数的数量应根据白细胞总数而定。一般要求在油镜下分类计数 100 个白细胞；当白细胞总数超过 $15\times10^9/L$ 时，应分类计数 200 个白细胞；当白细胞数量明显减少（$<3\times10^9/L$）时，为了减少误差，可多检查几张血涂片，分类计数 50～100 个白细胞。

（五）参考区间

见表 1-38。

表 1-38　白细胞分类计数参考区间(成人)

白细胞	百分率(%)	绝对值(×100/L)
中性分叶核粒细胞	40~75	1.8~6.3
嗜酸性粒细胞	0.4~8.0	0.02~0.52
嗜碱性粒细胞	0~1	0~0.06
淋巴细胞	20~50	1.1~3.2
单核细胞	3~10	0.1~0.6

本参考区间适用于静脉血的仪器检测方法。此参考区间来源于中华人民共和国卫生行业标准 WS/T 405-2012

(六)临床意义

1.白细胞总数与中性粒细胞

由于中性粒细胞在白细胞中所占百分比最高,因此它的数值增减是影响白细胞总数变化的常见原因。一般情况下,中性粒细胞增多,白细胞总数增多;中性粒细胞减少,白细胞总数也减少。因此两者的临床意义基本一致。但是淋巴细胞、嗜酸性粒细胞等的数量改变也会引起白细胞总数的变化,如果白细胞总数与中性粒细胞数量变化不一致,还需要具体分析原因。

(1)中性粒细胞生理性增多:①下午:一天之内不同时间外周血白细胞及中性粒细胞数量可不同,一般下午较上午高。②剧烈运动、情绪激动、严寒、暴热。③新生儿。④妊娠 5 个月以上及分娩时。这些生理因素引起的白细胞增多常为一过性增多,在去除影响因素后不久则可恢复正常,系边缘池内的白细胞过多地进入循环池所致。

由于白细胞生理波动很大,因此白细胞计数波动在 30%(甚至有人认为 50%)以内在临床诊断上无意义,只有通过定时和连续随访观察才有意义。

(2)中性粒细胞病理性增多:①急性感染:特别是化脓性球菌如金黄色葡萄球菌、溶血性链球菌;肺炎链球菌等所致前败血症、急性风湿病、扁桃体炎、阑尾炎等,白细胞总数常增高,这是白细胞增多最常见的原因。②严重的组织损伤及大量血细胞破坏:如严重的烧伤、较大手术后、心肌梗死、急性溶血等均可见白细胞增高,增多的细胞成分以中性粒细胞为主。③急性大出血:内脏(如肝、脾)破裂或宫外孕破裂所致大出血,此时白细胞可迅速增高,常达 $20×10^9$/L,并以中性粒细胞为主,常出现于血红蛋白降低之前。④急性中毒:急性化学药物中毒如安眠药、有机磷等中毒;代谢性中毒如糖尿病酮症酸中毒、尿毒症等也常见白细胞(主要是中性粒细胞)增多。⑤恶性肿瘤:非造血系统的恶性肿瘤如肝癌、胃癌等有时也可出现持续性的白细胞增高,以中性粒细胞为主。⑥白血病:常见于急、慢性粒细胞白血病,急性型白细胞一般< $100×10^9$/L,分类时以原、幼粒细胞为主,而慢性型白细胞常> $100×10^9$/L,分类时以中幼、晚幼以下各阶段粒细胞为主,并伴有较多的嗜酸性、嗜碱性粒细胞,此时需与中性粒细胞型类白血病反应相鉴别。

类白血病反应:是指机体对某些刺激因素所产生的类似白血病表现的血象反应。外周血中白细胞数大多明显增高,并可有数量不等的幼稚细胞出现,但红细胞和血小板一般无改变,骨髓增生很少达到白血病的程度,当病因去除后,类白血病反应也逐渐消失。引起类白血病反应的病因很多,以感染和恶性肿瘤最多见,其次还有急性中毒、外伤、休克、急性溶血或出血、大面积烧伤及过敏等。

以上白细胞增多(除白血病属于造血干细胞克隆性疾病外)与机体相对缺氧、细菌内毒素、肿瘤坏死产物等引起边缘池内细胞进入循环池,或刺激骨髓释放白细胞增加有关。

(3)中性粒细胞减少:①感染:见于某些革兰阴性杆菌(伤寒、副伤寒沙门菌)感染及病毒感染(流感)时,如无并发症均可见白细胞减少。②血液病:如再生障碍性贫血及非白血性白血病,白细胞可<1×10^9/L,分类时淋巴细胞相对增多。③慢性理化损伤:长期接触电离辐射(X射线)或应用、接触某些化学药物(氯霉素),可抑制骨髓细胞的有丝分裂而致白细胞减少,故此类人群需定期做白细胞计数检查。④自身免疫性疾病:如系统性红斑狼疮,由于自身免疫性抗核抗体导致白细胞减少。⑤脾功能亢进:肿大的脾脏中单核-巨噬细胞系统吞噬破坏过多的白细胞。

2.嗜酸性粒细胞的临床意义

见本节"嗜酸性粒细胞直接计数"。

3.嗜碱性粒细胞的临床意义

(1)嗜碱性粒细胞增多:①慢性粒细胞白血病:常伴嗜碱性粒细胞增多,可达10%或更多。②嗜碱性粒细胞性白血病:嗜碱性粒细胞异常增多,可达20%以上,多为幼稚型。③过敏性疾病:溃疡性结肠炎、超敏反应等可见嗜碱性粒细胞增多。④骨髓纤维化和某些转移癌时也可见嗜碱性粒细胞增多。

(2)嗜碱性粒细胞减少:由于嗜碱性粒细胞所占百分率甚低故其减少多无临床意义。

4.淋巴细胞的临床意义

(1)淋巴细胞增多:出生1周的新生儿外周血白细胞以中性粒细胞为主,以后淋巴细胞逐渐上升,整个婴幼儿期淋巴细胞较高,可达70%,4~6岁后,淋巴细胞开始下降,中性粒细胞逐渐上升。整个婴幼儿期淋巴细胞百分率较成人高,属淋巴细胞生理性增多。

淋巴细胞病理性增多见于:①绝对增多:某些病毒或细菌所致的传染病如风疹、流行性腮腺炎、传染性单核细胞增多症、传染性淋巴细胞增多症、百日咳等淋巴细胞增多;某些慢性感染如结核病恢复期也可见淋巴细胞增多,但白细胞总数多正常;急、慢性淋巴细胞白血病淋巴细胞增多明显,且可导致白细胞总数增高。②相对增多:再生障碍性贫血、粒细胞缺乏症等因中性粒细胞明显减少以致淋巴细胞百分率相对增高。

(2)淋巴细胞减少:凡是导致中性粒细胞显著增高的各种原因均可导致淋巴细胞相对减少。淋巴细胞绝对减少见于免疫缺陷病如HIV感染、流行性感冒恢复期、药物治疗如环磷酰胺以及自身免疫性疾病如系统性红斑狼疮等。

5.单核细胞的临床意义

(1)单核细胞增多:健康儿童单核细胞可较成人稍高,平均为9%,2周内的新生儿可达15%或更高,属生理性增多。病理性增多见于:①某些感染:如亚急性感染性心内膜炎、疟疾、黑热病、急性感染的恢复期、活动性肺结核等均可见单核细胞增多。②某些血液病:单核细胞白血病、粒细胞缺乏症的恢复期、淋巴瘤及骨髓增生异常综合征(MDS)等可见单核细胞增多。

(2)单核细胞减少:意义不大。

三、白细胞形态检查

在病理情况下,除白细胞计数和分类计数结果发生变化外,有时白细胞的形态也会发生改变,因此外周血白细胞形态检查具有重要意义。血涂片经 Wright 染色或 Wright-Giemsa 染色后在光学显微镜下检查,是血细胞形态检查的基本方法,临床应用极其广泛。

(一)外周血正常白细胞形态

外周血正常白细胞形态见图 1-1。

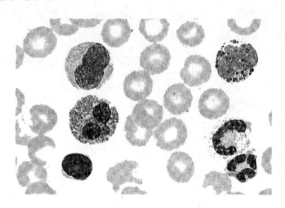

图 1-1　外周血正常白细胞

(二)外周血异常白细胞形态

1.中性粒细胞的核象变化中性粒细胞的核象标志着它的发育阶段。正常情况下,外周血中的中性粒细胞具有分叶核的占绝大多数,且以 2~3 叶为主。病理情况下,中性粒细胞的核象可发生变化,即出现核左移或核右移。

(1)核左移:外周血中杆状核粒细胞增多并出现晚幼粒、中幼粒甚至早幼粒细胞时称为核左移。核左移常伴中毒颗粒、空泡、核变性等毒性变化。最常见于急性化脓性感染,急性中毒、急性溶血时也可见到。核左移程度与感染的严重程度和机体的抵抗力密切相关。核左移时白细胞数可增高,也可不增高甚至减低,但以增高者多见。核左移伴白细胞增高称再生性核左移,表示骨髓造血旺盛,机体抵抗力强;核左移伴白细胞总数不增高或减低称退行性核左移,表示骨髓释放受到抑制,机体抵抗力差。

核左移根据其程度可分为轻、中、重三级。①轻度核左移:仅见杆状核粒细胞>6%。②中度核左移:杆状核粒细胞>10%并有少数晚幼粒、中幼粒细胞。③重度核左移(类白血病反应):杆状核粒细胞>25%,出现更幼稚的粒细胞如早幼粒甚至原粒细胞,常伴有明显的中毒颗粒、空泡、核变性等质的改变。

(2)核右移:外周血中 5 叶核及 5 叶核以上的中性粒细胞>3%时称为核右移。核右移常伴有白细胞总数的减少,属造血功能衰退的表现。可由于缺乏造血物质、DNA 合成减少或骨髓造血功能减退所致。主要见于营养性巨幼细胞贫血及恶性贫血。在炎症的恢复期,一过性的出现核右移是正常现象。如疾病进展期突然出现核右移则是预后不良的表现。

2.中性粒细胞的毒性变化

在严重传染病、各种化脓性感染、败血症、恶性肿瘤、中毒、大面积烧伤等病理情况下,中性粒细胞可发生下列形态改变,它们可单独出现,亦可同时出现。

(1)大小不均:即中性粒细胞体积大小悬殊(图1-2A)。可能是在内毒素等因素作用下骨髓内幼稚中性粒细胞发生不规则分裂的结果。常见于一些病程较长的化脓性感染。

(2)中毒颗粒:中性粒细胞胞质中出现的粗大、大小不等、分布不均匀的紫黑色或深紫褐色颗粒,称中毒颗粒(图1-2B)。可能因特殊颗粒生成受阻或发生颗粒变性所致。常见于严重化脓性感染及大面积烧伤等。含中毒颗粒的细胞在中性粒细胞中所占的比值称为毒性指数。毒性指数愈大,感染、中毒情况愈重。

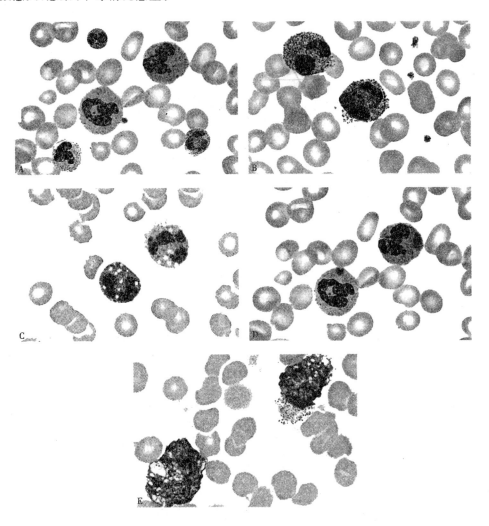

A.大小不均;B.中毒颗粒;C.空泡;D.杜勒体;E.核变性

图 1-2　中性粒细胞毒性变化

(3)空泡:中性粒细胞胞质内出现一个或数个空泡(图1-2C)。一般认为空泡是细胞受损后胞质发生脂肪变性或颗粒缺失的结果。最常见于严重感染特别是败血症时。EDTA抗凝血储存后,血细胞也可发生空泡样改变,此时,如无其他毒性变化,不宜将其归为中性粒细胞的毒性变化。

(4)杜勒体:是中性粒细胞胞质毒性变化而保留的局部嗜碱性区域,呈圆形、梨形或云雾状,天蓝色或灰蓝色,直径1~2μm,是胞质局部不成熟的表现(图1-2D)。

杜勒体亦可见于单核细胞中,其意义相同。

(5)核变性:核变性包括核肿胀(图1-2E)、核固缩、核溶解及核碎裂等。核固缩时,细胞核固缩为均匀呈深紫色的块状;核溶解时,可见细胞核膨胀、着色浅淡,常伴核膜破碎,致使核的轮廓不清。常见于细胞衰老后,严重感染时该类细胞增多。

3.中性粒细胞的其他异常形态

(1)巨多核中性粒细胞:成熟中性粒细胞胞体增大,核分叶过多,常为5～9叶,甚至10叶以上,各叶大小差别很大,核染色质疏松(图1-3)。常见于巨幼细胞贫血或应用抗代谢药物治疗后。

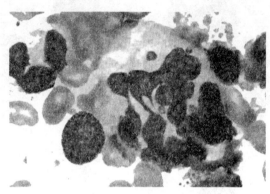

图1-3 巨多核中性粒细胞

(2)棒状小体:为白细胞胞质中出现的紫红色细杆状物质,一个或数个,长1～6μm(图1-4)。出现数个棒状小体呈束状排列的细胞称为faggot细胞。棒状小体一旦出现即可拟诊为急性白血病,并有助于鉴别急性白血病的类型。急性粒细胞白血病和急性单核细胞白血病可见到棒状小体,而急性淋巴细胞白血病则无。

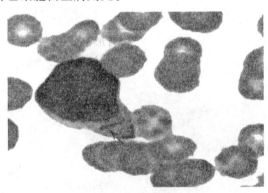

图1-4 棒状小体

(3)与遗传因素相关的中性粒细胞形态改变:与遗传因素相关的中性粒细胞形态改变有Pelger-Huet畸形(图1-5A)、Chediak-Higashi畸形(图1-5B)、Alder-Reilly畸形(图1-5C)和May-Hegglin畸形(图1-5D)等,其形态特点和临床意义见表1-39。

4.淋巴细胞的异常形态

(1)异型淋巴细胞:在病毒、原虫感染或过敏源等因素刺激下,外周血淋巴细胞增生并发生

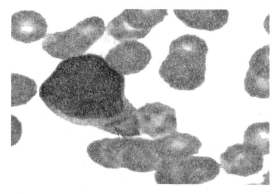

A.Pelger-Hiiet 畸形；B.Chediak-Higashi 畸形；C.Alder-Reilly 畸形；D.May-Hegglin 畸形

图 1-5 与遗传因素相关的中性粒细胞形态改变

形态上的改变,称异型淋巴细胞或反应性淋巴细胞。其形态的变异是因增生亢进,细胞体积增大、嗜碱性增强甚至发生母细胞化,此种细胞绝大多数属于 T 淋巴细胞。按形态特征将其分为以下三型：

表 1-39 与遗传因素相关的中性粒细胞畸形的形态特点及临床意义

畸形	特点	临床意义
Pelger-Huet 畸形	胞核分叶能力减退,常呈杆状、肾形、眼镜形、哑铃形或少分叶(两大叶),但染色质致密、深染,聚集成小块或条索状,其间有空白间隙	常染色体显性遗传,又称家族性粒细胞异常。继发于严重感染的核分叶能力减退称假性 Pelger-Huet 畸形。正常<4%,获得性异常常见于骨髓增生异常综合征、急性髓细胞白血病,偶见于原发性骨髓纤维化、慢性粒细胞白血病
Chediak-Higashi 畸形	胞质中含几个至数十个直径为 2～5μm 的包涵体,呈异常巨大的紫蓝色或淡灰色块状。也可见于其他粒细胞、单核细胞、淋巴细胞	常染色体隐性遗传,可影响粒细胞功能,易出现严重感染
Alder-Reilly 畸形	胞质中含巨大深染嗜天青颗粒(呈深红或紫色包涵体),但不伴有白细胞增多及核左移、空泡等,有时似 Dohle 小体；也可见于其他粒细胞、单核细胞、淋巴细胞	常染色体隐性遗传,但不影响粒细胞功能,常伴有骨或软骨畸形疾病
May-Hegglin 畸形	粒细胞终生含有无定形的淡蓝色包涵体,与严重感染、中毒时的 Dohle 小体相似,但大而圆。也可见于其他粒细胞、单核细胞	常染色体显性遗传,良性畸形

Ⅰ型(空泡型)：亦称浆细胞型,最为常见。其胞体比正常淋巴细胞稍大,多为圆形；核呈圆形、椭圆形、肾形或不规则形,染色质呈粗网状或不规则聚集呈粗糙的块状；胞质较丰富,深蓝

色,一般无颗粒,含空泡或因具有多数小空泡而呈泡沫状(图1-6A)。

Ⅱ型(不规则型):亦称单核细胞型。胞体较Ⅰ型细胞明显增大,外形不规则,似单核细胞;核圆形或不规则,染色质不如Ⅰ型致密;胞质丰富,淡蓝或蓝色,有透明感,边缘处蓝色较深,可有少数嗜天青颗粒,一般无空泡(图1-6B)。

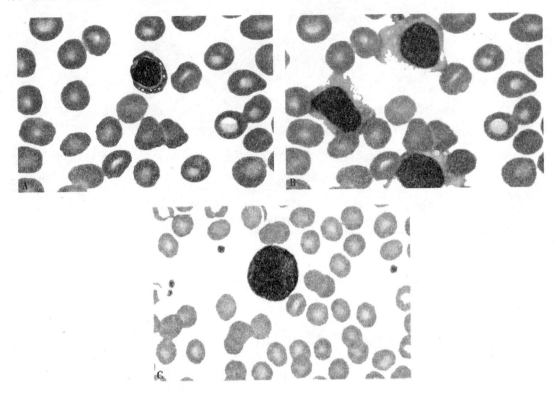

A.Ⅰ型异型淋巴细胞;B.Ⅱ型异型淋巴细胞;C.Ⅲ型异型淋巴细胞

图1-6　异型淋巴细胞

Ⅲ型(幼稚型):亦称未成熟细胞型。胞体较大,核大呈圆形或椭圆形;染色质呈细致网状,可有1~2个核仁;胞质量较少呈深蓝色,多无颗粒,偶有小空泡(图1-6C)。

异型淋巴细胞增多主要见于传染性单核细胞增多症、病毒性肝炎、流行性出血热、湿疹等病毒性疾病和过敏性疾病。正常人血片中可偶见此种细胞。一般病毒感染异型淋巴细胞<5%,而传染性单核细胞增多症时异型淋巴细胞常>10%。

(2)具有卫星核的淋巴细胞:即在淋巴细胞的主核旁边另有一个游离的小核(图1-7)。其形成系当染色体受损后,在细胞有丝分裂末期,丧失着丝点的染色单体或其片段被两个子代细胞所排除而形成卫星核。此种细胞常见于接受较大剂量的电离辐射之后或其他理化因子、抗癌药物等对细胞造成损伤时,常作为致畸、致突变的客观指标之一。

四、嗜酸性粒细胞计数

嗜酸性粒细胞在外周血中的数量很少,只占外周血白细胞的0.4%~8.0%,通过白细胞分类计数结果乘以白细胞总数间接计算得到的嗜酸性粒细胞数,误差较大,因此如果要准确了解

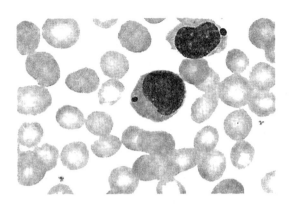

图 1-7 具有卫星核的淋巴细胞

嗜酸性粒细胞的变化,应采用直接计数法。

（一）检测原理

1.显微镜直接计数法

用适当的稀释液将血液稀释一定倍数,破坏大部分红细胞和其他白细胞,并使嗜酸性粒细胞染色,混匀后充入计数池内,计数一定体积内嗜酸性粒细胞数,即可算出每升血液中嗜酸性粒细胞的数量。

嗜酸性粒细胞稀释液中主要成分及作用:①保护嗜酸性粒细胞成分(如丙酮、乙醇)。②促进红细胞和中性粒细胞破坏成分(如碳酸钾、草酸铵或低渗状态)。③使嗜酸性粒细胞着色成分(如伊红、溴甲酚紫、固绿)。此外,稀释液中的甘油可防止乙醇挥发,抗凝剂可防止血液凝固。由于所用具体试剂不同,因而有多种配方。

2.血液分析仪法

见血液分析仪部分。

（二）操作步骤

显微镜直接计数法:①加稀释液:吸取嗜酸性粒细胞稀释液 0.38ml 于小试管中。②采血及稀释:用微量吸管取血 $20\mu l$ 加入稀释液中,立即混匀。③充池:待细胞悬液变为透明,即红细胞溶解,再次将小试管中的细胞悬液混匀,用微量吸管吸取细胞悬液适量注入改良牛鲍血细胞计数板的 2 个计数池中,室温静置 3~5 分钟。④计数:低倍镜下计数 2 个计数池共计 10 个大方格内的嗜酸性粒细胞。⑤计算:嗜酸性粒细胞/L＝(N/10)×10×20×10^6/L＝ $0.2N$ ×10^9/L(N 为 10 个大方格内数得的嗜酸性粒细胞总数)。

（三）质量控制

1.标本采集时间

嗜酸性粒细胞计数最好固定标本的采集时间(如上午 8 时或下午 3 时),以免受日间生理变化的影响。

2.稀释液

稀释液中的乙醇、丙酮等为嗜酸性粒细胞的保护剂,若嗜酸性粒细胞被破坏,可适当增加其用量;若中性粒细胞破坏不全,则可适当减少其用量。

3.混匀

嗜酸性粒细胞在稀释液中容易发生聚集,要及时混匀。混匀过程中不宜过分振摇,以免嗜酸性粒细胞破碎。若使用含甘油的稀释液,因黏稠度大,要适当延长混匀时间。

4.嗜酸性粒细胞形态

注意与残留的中性粒细胞区别,以免误认。中性粒细胞一般不着色或着色较浅,胞质颗粒细小或不清。嗜酸性粒细胞颗粒比较大,染色较深。

5.计数范围

由于嗜酸性粒细胞较少,低倍镜下要计数 2 个计数池,每个计数池要计数四角和中央共10 个大方格内的嗜酸性粒细胞,以减少固有误差。

6.完成时间

血液稀释后应在 30 分钟至 1 小时内计数完毕,否则嗜酸性粒细胞逐渐被破坏或不易辨认,使结果偏低。

(四)方法评价

1.显微镜计数法

①设备简单、费用低廉。②费时、重复性较差。③该法的准确性和重复性高于通过手工法白细胞计数和分类计数间接计算的结果。

2.血液分析仪法

①操作简便,效率高,重复性好。②仪器较贵。③适合于大批量的标本集中检测。④用于筛查,如仪器提示嗜酸性粒细胞增多,且直方图或散点图异常时,需采用显微镜直接计数法复查。

(五)参考区间

$(0.05\sim0.5)\times10^9/L$。

(六)临床意义

1.生理变化

在劳动、寒冷、饥饿、精神刺激等情况下,交感神经系统兴奋,通过下丘脑分泌促肾上腺皮质激素(ACTH),使肾上腺皮质分泌肾上腺皮质激素。肾上腺皮质激素可阻止骨髓释放嗜酸性粒细胞,并促使血中嗜酸性粒细胞向组织浸润,从而导致外周血中嗜酸性粒细胞减少。因此,健康人嗜酸性粒细胞白天较低,夜间较高,上午波动大,下午较恒定。

2.病理变化

(1)嗜酸性粒细胞增多:①超敏反应性疾病:如支气管哮喘、荨麻疹、食物过敏、过敏性肺炎、血管神经性水肿等。②寄生虫病:如感染蛔虫、钩虫、绦虫、肺吸虫、包虫、血吸虫、丝虫等。③某些皮肤病:如银屑病、湿疹、疱疹样皮炎、真菌性皮肤病等。④血液病:如慢性粒细胞白血病,嗜酸性粒细胞常可高达 10% 以上,并可见少量的晚幼及中幼嗜酸性粒细胞。⑤某些恶性肿瘤:特别是淋巴系统的恶性肿瘤,如霍奇金病。以及某些上皮恶性肿瘤,如肺癌、宫颈癌、鼻咽癌等,均可见嗜酸性粒细胞增多,一般在 10% 左右。⑥某些传染病:如猩红热。一般急性传染病时,血中嗜酸性粒细胞均减少。唯独猩红热除外,反而增高。这是由于该病致病菌(Ⅰ型溶血性链球菌)所产生的酶能活化补体成分(C3a、C5a),其趋化作用导致嗜酸性粒细胞增多。

⑦某些内分泌疾病:如脑垂体功能低下及原发性肾上腺皮质功能不全等。

(2)嗜酸性粒细胞减少:①见于伤寒、副伤寒、大手术后。②长期使用肾上腺皮质激素,嗜酸性粒细胞常减少。

3.嗜酸性粒细胞计数的其他应用

(1)观察急性传染病的预后:肾上腺皮质激素有提高机体的应激性,促进机体抗感染的作用。因此当急性传染病(如伤寒)时,肾上腺皮质激素分泌增加,血中嗜酸性粒细胞随之减少。如果嗜酸性粒细胞持续下降,甚至完全消失,说明病情严重。恢复期血中嗜酸性粒细胞又逐渐增多。若临床症状严重,而嗜酸性粒细胞不减少,说明肾上腺皮质功能衰竭。

(2)观察大手术和烧伤病人的预后:大手术后4小时血中嗜酸性粒细胞显著减少,甚至完全消失,24~48小时后逐渐增多,增多的速度与病情的变化基本一致。大面积烧伤病人数小时后嗜酸性粒细胞完全消失,且持续时间较长。若大手术和大面积烧伤后,病人嗜酸性粒细胞不下降或下降很少,均认为预后不良。

(3)肾上腺皮质功能测定:由于ACTH能刺激肾上腺皮质,产生肾上腺皮质激素,使嗜酸性粒细胞减少。因此,可根据ACTH注射前后的嗜酸性粒细胞数量的变化情况,来反映肾上腺皮质功能。

第二章 血型检验

血型是血液成分的一种遗传多态性标记,是产生抗原抗体的遗传性状。不仅红细胞表面存在抗原差异,而且白细胞、血小板、各种组织细胞表面以及人体体液和分泌液中亦存在抗原或抗体差异。根据血细胞各种抗原成分不同可分为不同的血型系统,包括红细胞血型系统、白细胞血型系统及血小板血型系统和血清型等。输血是将血液或血液的某种成分输给患者的一种补充治疗方法,患者输血前必须进行血型鉴定和交叉配血试验,准确鉴定血型和正确进行交叉配血试验是安全输血的重要保证。

第一节 红细胞血型系统

1901 年,Landsteiner 发现红细胞 ABO 血型系统,目前已确认红细胞有 30 个血型系统,其中 ABO 和 RhD 血型系统与临床密切相关。

一、ABO 血型系统

(一)ABO 血型基因与遗传

1.ABO 血型基因及作用

ABO 血型基因位于人类 9 号染色体上,ABO 血型系统受 A、B、O 三个等位基因控制。其中 A 基因和 B 基因是常染色体显性基因,O 基因是无效等位基因。

ABO 血型在红细胞表面只有 A 和 B 两个抗原,H 抗原(物质)是 A 抗原和 B 抗原的前体,H 抗原的生成受 H 基因控制。

A 基因编码产生 N-乙酰基半乳糖胺糖基转移酶,该酶将 N-乙酰半乳糖胺(A 抗原表位或抗原决定簇)连接到 H 抗原末端的半乳糖上,使之成为 A 抗原。B 基因编码产生 D-半乳糖糖基转移酶,该酶将 D-半乳糖(B 抗原表位)连接到 H 抗原末端的半乳糖上,使之成为 B 抗原。O 基因编码的糖基转移酶无活性,不能修饰 H 抗原,因此 O 型红细胞表面有大量 H 抗原。

2.ABO 血型基因遗传

ABO 血型基因是常染色体显性遗传,每个子代均可从亲代各得到一个单倍体,根据父母的血型可以推测子代的血型,如父母都是 A 型,子代只可能是 A 型或 O 型。

(二)ABO 血型抗原表达及血型物质

1.ABO 血型抗原表达

37 天的胎儿就可以产生 A、B 抗原,5～6 周胎儿的红细胞即可检出,出生时红细胞所带的抗原数量为成人的 25%～50%,以后随年龄增长不断增多,到 20 岁左右达高峰。A、B 抗原的表达在人的一生中相对稳定,但老年人的抗原性可能减弱。由于 A 基因产生的糖基转移酶多于 B 基因,A 型红细胞表面抗原数量多于 B 型红细胞表面抗原数量。

2.ABO 血型物质

A、B、H 抗原以可溶状态存在于血液、体液和分泌液中,称为血型物质。其中以唾液中含量最丰富,其次为血清、胃液、精液、羊水、汗液、尿液、泪液、胆汁及乳汁等,但脑脊液中不存在 ABH 物质。

血型物质产生取决于分泌 Se 基因,其位于 19 号染色体长臂上,Se 是显性基因,se 是隐性基因。带有 SeSe 或 Sese 基因型的是分泌型基因,编码 L-岩藻糖转移酶,该酶能识别血型物质 I 型前体糖链(可溶性游离),将 L-岩藻糖转移到 I 型前体糖链上,产生 H 物质,H 物质又可被转化为 A 或 B 物质。凡是在血液、体液和分泌液中可检出 ABH 血型物质的个体称为分泌型个体,否则为非分泌型个体。汉族人 80％为分泌型个体。一般情况下,血液、体液和分泌液中分泌的血型物质与机体血型抗原是一致的,如分泌型 A 型个体的体液和分泌液中均含有 A 血型物质。

纯合子 sese 基因型不能编码 L-岩藻糖转移酶,不能形成 H 物质,血液、体液及分泌液中无 ABH 物质,称为非分泌型个体。

（三）ABO 血型分型

ABO 血型系统主要有 A 型、B 型、O 型及 AB 型四种基本血型(表型),其抗原、抗体组成及基因型见表 2-1。

表 2-1　人类红细胞 ABO 血型系统分型及其抗原抗体和基因型

血型（表型）	红细胞表面抗原	血清中抗体	基因型
A	A	抗 B	A/A 或 A/O
B	B	抗 A	B/B 或 BO
AB	A、B	—	A/B
O	—	抗 A、抗 B 和（或）抗 AB	O/O

（四）ABO 血型抗体

1.天然抗体与免疫抗体

凡是机体未发现明显特定抗原刺激,而其血清中却存在缺乏相应抗原的抗体,这种抗体称为"天然抗体"。如 ABO 血型抗体,并没有输血、妊娠或注射抗原等免疫途径,血液中就存在着抗 A 和（或）抗 B。然而"天然抗体"也是机体对于某种抗原刺激,产生免疫应答的产物。其产生机制可能与环境中广泛存在的多种微生物、花粉、粉尘等有关,这些物质与某些血型抗原相似,通过隐性刺激使机体产生了红细胞血型抗体。天然抗体多以 IgM 类抗体为主。

凡机体经特定抗原免疫后产生的抗体,称为免疫抗体,一般通过输血、妊娠、注射抗原等免疫机体产生。受血者接受了与自己血型抗原不一致的血液,就有可能产生相应的抗体。免疫抗体多数是 IgG 类抗体。两种抗体的主要特点见表 2-2。"天然抗体"与"免疫抗体"的区分并不是绝对的,因为人血中 IgM 与 IgG 类抗体常同时存在。

表 2-2　天然抗体(IgM)和免疫性抗体(IgG)特点

特点	IgM	IgG
存在的主要血型系统	主要存在于 ABO、MNS、P 等	主要存在于 Rh、MNS、Kell、Kidd 等
可察觉的抗原刺激	无	有(妊娠、输血等)
相对分子质量(kD)	1000	160
通过胎盘	不能	能
耐热性(70℃)	不耐热	耐热
被血型物质中和	能	不能
被 2-ME 或 DDT 破坏	能	不能
与 R/BC 反应最佳温度	4～25℃	37℃
在盐水介质中与红胞反应情况	出现可见的红细胞凝集	不出现可见的红细胞凝集

2.规则抗体与不规则抗体

人体内的抗体一般都是外来的、自身体内不存在抗原免疫所产生的抗体,称为规则抗体。如 A 型血液中只有抗 B,B 型血液中只有抗 A,这些抗体为规则抗体。在所有红细胞血型系统中,只有 ABO 血型系统产生的抗体是有规律的,符合 Landsteiner 规则。

体内抗体的特异性是针对自身抗原,该类抗体称为不规则抗体。如 A 型人有抗 A 抗体、B 型人有抗 B 抗体。这种抗体的产生通常是通过输血、妊娠等同种异体红细胞免疫刺激产生,尤其是反复输血和多次妊娠的患者输血前要进行意外抗体筛查和鉴定。当然,ABO 血型系统中的某些亚型或变异型个体,因其抗原性较弱,体内会相伴存在抗 A,抗体,这种抗体也为不规则抗体。

3.ABO 血型抗体的产生

婴儿出生时,通常没有抗 A 和抗 B 抗体,出生后,由于自然界中花粉、尘埃以及一些生物如细菌表面具有类似于 A、B 抗原结构的抗原,婴儿会在不自觉中被这些外来抗原不断地刺激机体发生免疫反应,逐渐地产生相应的抗 A 或抗 B 抗体。出生 3～6 个月后即可查出抗体,5～10 岁时抗体水平达到高峰,成年人抗体水平随着年龄的增长逐步减少,65 岁以上者抗体水平较低,80 岁老年人抗体水平与 6 个月婴儿近似。由于环境中 A 型物质较多,B 型人血清中抗 A 的效价高于 A 型人血清中抗 B 的效价。

正常情况下,ABO 血型抗体为天然抗体,以 IgM 为主,为完全抗体,但血液中也有少量的 IgG 和 IgA 类抗体。0 型人血液中含抗 A、抗 B 和(或)抗 AB 抗体,其中抗 AB 不是抗 A 和抗 B 的混合物,抗 AD 识别的是 A 和 B 抗原上共同的结构部位。抗 AB 以 IgG 为主,效价较高,可以通过胎盘,因此,O 型母子血型不合,易发生新生儿溶血病,而且在第一胎就可发生。利用 O 型血抗 AB 可检出较弱的 A、B 抗原,因此,在 ABO 亚型鉴定中常用 0 型血清。

(五)ABO 血型亚型

亚型是指虽属同一血型抗原,但抗原结构、性能或抗原表位数有一定差异的血型。常见的 A 亚型有 A_1 与 A_2、A_3、A_x、A_m、A_y 等。而 B 亚型一般比较少见,包括 B_3、B_x、B_m 和 B_{cl} 等。

AB 亚型常见的 A_1B、A_2B、A_3B、A_xB、AB_2、AB_3、cisAB 等。

A_1、A_2 亚型占全部 A 型血的 99.9%，白种人中 A_2 亚型约占 20%，亚洲人主要是 A_1 亚型，A_2 亚型少见(或罕见)。A_1 亚型人红细胞表面含有 A、A_1、H 抗原，血清中含有抗 B 抗体，A_2 亚型人红细胞表面含有 A、H 抗原，血清中含有抗 B、抗 A_1 抗体(1%~8%)。

(六)特殊 ABO 血型

1.B(A)及 A(B)表型 B(A)表型

是常染色体显性遗传，特点是 B 型红细胞上有弱 A 抗原表达，血清中有抗 A，能够凝集 A_1 及 A_2 细胞。B(A)主要原因是 B 糖基转移酶在 234 或者 235 氨基酸出现多态性，在起到 B 糖基转移酶作用的同时，还能转移 N-乙酰基半乳糖胺，产生了少量的 A 抗原。

A(B)与 B(A)类似，其原因是血液中 H 糖基转移酶增多，导致 H 抗原增多，红细胞表面过多的 H 抗原(前体物质)，使得 A 糖基转移酶合成了微量 B 抗原。

2.cisAB

顺式 AB，一般很少见。其最主要特征是 A 与 B 基因位于同一条染色体上，两个基因同时遗传给子代。该基因能够产生一种嵌合酶，同时催化 A 抗原和 B 抗原产生。大多数 cisAB 型红细胞上 A 抗原强于 A_2B，而弱于 A_1B，但有强的 H 抗原。分泌型人唾液中有正常 A 血型物质、少量 B 血型物质和大量 H 血型物质。

3.获得性 B

A 型红细胞有 B 抗原，血清中存在抗 B 抗体，在体内该抗体不与自身细胞反应，分泌液中有 A 物质和 H 物质。通常见于胃肠疾病和有细菌感染者。

(七)ABO 血型系统临床意义

1.输血

血型鉴定是临床输血的首要步骤，输血前必须准确鉴定供血者与受血者的血型，选择同型血源，交叉配血相容后才能输血。

2.器官移植

ABO 血型抗原是一种广泛分布于人体器官组织血管内皮细胞表面的移植抗原。在器官移植时，应力求受体和供体间 ABO 血型一致，否则受体中的血型抗体可作用于移植物血管内皮表面的 ABO 血型抗原，发生超急性排斥反应，导致移植失败。

3.新生儿溶血病

母子 ABO 血型不合可引起新生儿溶血病，可通过血型血清学检查来诊断。

4.其他

ABO 血型可用作亲子鉴定、法医学鉴定以及某些疾病相关调查等。

二、Rh 血型系统

1940 年，Landsteiner 和 Wiener 发现了红细胞 Rh 血型，Rh 血型系统 ISBT 命名字母符号是 RH，数字序号是 004。

(一)Rh 命名

Rh 血型系统的命名较为复杂，主要有 Fisher-Race 命名法、Winer 命名法和数字命名法，Fisher-Race 命名法简单明了，易于解释，临床上最为常用。

Fisher-Race 命名法又称 CDE 命名法,由 Fisher 和 Race 提出,他们认为 Rh 基因是三种基因的复合物,每条染色体上有三个基因位点,相互连锁,每种基因决定一个抗原。这 3 个基因是以一个复合体形式遗传,如 CDe/cDe 只能以 CDe 或 cDe 遗传给子代。3 个连锁基因有 8 种基因组合,2 个染色体上的基因可形成 36 种遗传型。

Rh 抗原命名为 C、D、E、c、d、e,但从未发现过 d 抗原,从而认为 d 抗原实际是不存在的,但仍保留"d"符号,以相对于 D。

(二)Rh 基因

Rh 基因位于第 1 号染色体,由 2 个紧密连锁的双结构基因构成,即 RHD 及 RHCE 基因,RHD 基因编码 D 抗原,RHCE 基因编码 C 和(或)c 及 E 和(或)e 抗原。

(三)Rh 血型抗原

1.Rh 抗原概况

Rh 血型抗原在人出生时已发育成熟,Rh 血型抗原系统非常复杂,目前已经发现 50 个 Rh 抗原,其中 D、C、c、E、e 是 Rh 系统最常见且与临床最密切的抗原。免疫原性最强的是 D 抗原,其后依次为 E、C、c、e 的次序递减。

2.D 抗原分类

D 抗原为多肽类抗原,只存在于人类的红细胞膜上,体液和分泌液中无游离的 D 抗原。D 抗原的表达包括量和质的变化,抗原数量越多,抗原性越强。D 抗原质的变化主要指 D 抗原的表位数目减少(完整的 D 抗原有 30 多个抗原决定簇)。根据 D 抗原的量和质的不同,将 D 抗原分为以下几种:

(1)D:正常 D 抗原,红细胞表面 D 抗原数量一般为 1 万~3 万,抗原表位数目正常。

(2)弱 D(weak D):抗原表位正常,D 抗原数量减少,现在可称为 D^u,但不同于传统的 D^u,传统的 D^u 包括了 D 抗原数量减少和质量变化的红细胞。红细胞可能不被 IgM 类抗 D 所凝集,但与 IgG 类抗 D 反应,通过抗球蛋白试验可以出现凝集,故称为弱 D。弱 D 个体红细胞上为 200~1 万。弱 D 献血者的红细胞应视为 Rh 阳性而输给 Rh 阳性受血者,弱 D 作为受血者时应视为 Rh 阴性,应输入 Rh 阴性红细胞。

(3)部分 D(partial D):D 抗原数目基本正常或增多,但是缺失正常 D 抗原上部分抗原表位,血清中可含有抗 D 抗体的 Rh 阳性者(免疫产生),称为部分 D。

(4)放散 D(Del):D 抗原在红细胞上表达极弱,即 Del 表型,用常规的血清学方法容易鉴定成为 Rh 阴性。但通过吸收放散试验可证明在红细胞上实际上存在极少量的 D 抗原。

(5)D 抗原阴性:红细胞表面有 D 抗原,临床上称为 Rh 阳性,表面不含 D 抗原,临床上称为 Rh 阴性。中国人约为 99.6% 的为 Rh 阳性,某些少数民族 Rh 阴性率稍高,可达 15.78%。

(四)Rh 血型抗体

1.抗体性质

Rh 抗体一般没有天然抗体,主要是后天通过输血、妊娠等免疫而产生。绝大多数抗体是 IgG 类,IgM 抗体极少见。

2.抗体种类

Rh 血型比较常见的抗体是抗 D、抗 E、抗 C、抗 c 和抗 e5 种。复合抗原的存在可刺激机体产生相应的抗体。大多数的抗 c 血清和抗 e 血清中,也含有抗 f(ce)。抗 C 常常和抗 Ce 一起产生。抗 CE 有时与抗 D 同时形成。

(五)Rh 血型系统临床意义

1.溶血性输血反应

Rh 阴性个体在接触 Rh 阳性红细胞后,约 2/3 的人可产生 IgG 抗 D。如果这部分人体再次输入 Rh 阳性红细胞,则会发生溶血性输血反应。在中国汉族人群,比较常见的 Rh 抗体是抗 E,这与抗原分布有关。

2.新生儿溶血病

Rh 血型抗体大多数是 IgG_1 亚类,能够通过胎盘,导致新生儿溶血病。其中抗 D 是导致新生儿溶血病最常见的抗体,常发生于第二次妊娠或多次妊娠的孕妇,并且随着妊娠次数的增加,发生新生儿溶血病的机会增多。

二、红细胞其他血型系统

(一)H 血型系统

H 血型系统 ISBT 命名字母符号是 H,数字序号是 018。该系统只有 1 个 H 抗原(Hl 或 018001)。不同的 ABO 血型,红细胞膜上 H 抗原表达强度依次为:$O>A_2>B>A_2B>A_1>A_1B$。H 抗原的抗原性很弱,血清中一般无抗 H。人体内几乎所有组织的细胞膜都含有 H 抗原。分泌型个体血浆、体液和分泌液中也含有 H 物质。

H 抗原合成受 *H* 基因和 *Se* 两个基因控制,两个结构基因位于 19 号染色体,是紧密连锁的两个基因位点。

H 抗原部分缺失表型有孟买型和类孟买型等。1952 年 Bhend 等在印度孟买发现 3 个人的红细胞为 O 型,无 A、B 及 H 抗原,唾液和分泌液中无 A、B 及 H 物质,但血清中有抗 H 抗体,称该类血型为孟买型,记为 O_h。孟买型人输血,只能输注孟买型的血液。

孟买型携带的 ABO 基因可以遗传给子代,但因其自身缺乏 *H* 基因(基因为 *hh*)和分泌基因(基因为 *sese*),血清和细胞均缺乏岩藻糖基转移酶,不能形成 H 物质,为隐性遗传。

类孟买型个体缺乏 *H* 基因,其基因亦为 *hh*,但至少有一个 *Se* 基因。虽然不能检测出红细胞表面 H 抗原,但有少量的 A 和(或)B 抗原,记为 Ah、Bh、ABh。

类孟买型血清学特征是:正定型被检红细胞与抗 H 无凝集,与抗 A、抗 B 凝集反应很弱,甚至用吸收放射试验才能检出 A 和(或)B 抗原。因为类孟买型分泌液及血浆中含有 I 型链 A 和(或)B 物质,红细胞从血浆中吸附 A 和(或)B 抗原,从而表达微弱的 A 和(或)B 抗原。唾液中含有少量的 ABH 物质。与孟买型抗 H 不同,类孟买型是抗 HI。

(二)MNS 血型系统

MNS 是继 ABO 血型之后,第二个被发现的血型系统。ISBT 命名为 MNS,数字序列 002,目前已经确认的抗原有 46 个。常见的有 M、MN、N、S、Ss、s 等,常见的抗体有抗 M、抗 N、抗 S、抗 s 等。

人体血液中常见的是抗 M 抗体,多为自然产生,也有报道因输血或细菌感染而产生,以 IgM 类为主,少部分是 IgG 类,抗 M 抗体最佳反应温度是 4℃。与抗 M 相比,抗 N 抗体比较罕见,多数抗 N 抗体是 IgM 类,表现为典型的冷凝集性质,在 25℃ 以上很快失去活性。多数抗 M 及抗 N 抗体在 37℃不发生反应,所以没有临床意义。

部分抗 S 抗体是自然产生,多数是免疫性抗体。抗 s 抗体均是免疫性抗体。抗 S 和抗 s 抗体通常是非补体结合性 IgG 类抗体,能够引起新生儿溶血病和溶血性输血反应。

红细胞其他血型系统主要有 Lewis、P、Kell 等约 30 个血型系统,这些血型系统在临床输血中有一定意义。

第二节　血型鉴定和交叉配血

一、ABO 血型鉴定

ABO 血型鉴定主要是利用抗原抗体之间的反应来完成,包括正定型与反定型。前者是用已知的特异性抗体检查红细胞膜表面的未知抗原,后者是利用已知血型的红细胞检查血清中的未知抗体。ABO 血型鉴定根据介质不同分为盐水介质、凝胶介质等方法。盐水介质根据反应载体不同又分为试管法、玻片法和微孔板等方法。

(一)盐水介质试管法

1.检测原理

ABO 血型抗体以 IgM 为主,它能在生理盐水中与相应抗原特异性结合出现肉眼可见的凝集现象。在室温条件下,用已知的抗体试剂与待检者红细胞反应,根据红细胞是否出现凝集来测定被检细胞膜上有无与血型抗体相对应的抗原(正定型),同时用已知血型抗原的红细胞鉴定待检者血浆血型抗体(反定型),正反定型一致可确定待检者血型。

2.操作步骤

(1)正定型:①分离血浆:取标本,编号,1000g 离心 3～5 分钟,取上层血浆于试管中,标记。②制备 2%～5%红细胞悬液:用生理盐水洗涤红细胞 2～3 次,制备 2%～5%红细胞悬液。③标记:取 2 支小号试管,编号,分别标记抗 A、抗 B。④加抗体:每管分别加入 1 滴和标记相对应血型抗 A、抗 B 抗体试剂。⑤加待检红细胞悬液:在各管中分别加 1 滴待检 2%～5%红细胞悬液,混匀。⑥离心:1000g 离心 15 秒。⑦观察结果:先观察上清液有无溶血,再观察有无凝集现象及凝集程度。⑧判断结果。

(2)反定型:①标记:取 3 支小号试管,编号,分别标记 Ac、Bc 及 Oc。②加血浆:在每管中各加 1 滴待检血浆。③加红细胞悬液:每管分别加入 1 滴和标记相对应血型红细胞悬液,轻轻混匀。④同正定型操作⑥～⑧。

3.质量控制

(1)器材:试管、滴管的口径大小应基本一致、必须清洁干燥、应一次性使用。

(2)抗体试剂

1)从冰箱取出后应平衡至室温后再使用,用完后应立即放回 2～8℃环境保存。

2)防止污染,并在有效期内使用,如抗体出现混浊则不能继续使用。

3)抗体质量:目前用于 ABO 血型鉴定的标准血清来源有两种途径,其质量必须符合下列要求:①人血清 ABO 血型抗体:特异性高,效价高,抗 A 不低于 1∶128,抗 B 不低于 1∶64。

亲和力强,反应开始 15 秒内即出现凝集,3 分钟时凝块＞1mm²。稳定性好,无菌,已灭活补体。②人 ABO 血型单克隆抗体:特异性高,效价高,抗 A、抗 B 均≥1:128。亲和力强,抗 A 对 A_1、A_2、A_2B 开始出现凝集时间分别是 15 秒、30 秒和 45 秒,抗 B 对 B 型红细胞开始出现凝集为 15 秒。稳定性:单克隆抗体没有人血清抗体稳定,故应认真筛选单抗和选择合适的稳定剂。无菌,已灭活补体。

(3)红细胞试剂:用 3 个健康者同型新鲜红细胞混合,生理盐水洗涤 2～3 次,以除去存在于血浆中的抗体、补体及可溶性抗原。红细胞悬液的浓度一般为 2%～10%,浓度不能过高或过低。

(4)标本:①标本新鲜,防止污染,不能稀释和(或)溶血。②血浆和血清都可以用于血型鉴定和交叉配血,但前者要注意纤维蛋白原的干扰,后者要排除补体的干扰。③如受血者在过去的 3 个月内输过血,供者红细胞没有完全代谢消失,可能导致血型鉴定中出现混合凝集。④由于初生婴儿体内可存在母亲输送的血型抗体,且自身血型抗体效价又低,因而出生 6 个月内的婴儿不宜做反定型。

(5)加标本和试剂:标本和试剂比例要适当;一般应先加血浆,后加红细胞悬液,以便核实是否漏加血浆。

(6)反应温度:IgM 类抗 A 和抗 B 与相应红细胞反应的最适温度为 4℃,但为了防止冷凝集的干扰,一般在室温(20～25℃)下进行试验,37℃可使反应减弱。

(7)离心:离心能促进抗原和抗体的接触和结合,提高反应敏感性和缩短反应时间,但离心时间和速度应严格遵从操作规程,以防假阳性或假阴性结果。

(8)结果观察:①离心后至观察结果前不要摇动或震动试管,观察时要以白色为背景,先观察上层液有无溶血(溶血与凝集意义相同),再边观察边轻敲或轻弹试管,仔细观察有无凝块。②观察时如为弱凝集,用显微镜检查,凝集强弱程度判断有助于发现 A、B 亚型,类 B 抗原。

(9)标本保存:标本置 2～8℃保存 7 天,以备复查。

(二)盐水介质玻片法

1.操作步骤

①标记:取 3 张玻片,标记抗 A、抗 B 及抗 AB。②加抗体:在玻片上分别各加抗 A、抗 B 及抗 AB 抗体试剂 1 滴。③加 5%～10%待检红细胞悬液:各加 1 滴红细胞悬液,连续混匀 1～5 分钟。④观察、判断结果:肉眼观察有无凝集反应。

2.质量控制

(1)混匀要充分,摇动时动作要轻,时间足够,室温太高时注意防止干涸。

(2)玻片法敏感性比试管法低,凝集结果不明显时用显微镜检查或用试管法鉴定。

(三)微孔板法

1.U 型板法

为 PVC 板(一般为 96 孔),鉴定原理同盐水介质试管法,适用于工作量大的中心血站进行献血员 ABO 血型鉴定。操作如下:①自动配制 5%红细胞悬液。②自动加抗 A、抗 B 试剂及等量红细胞悬液。③振荡、离心:反应板在振荡器上振荡 30 秒,在平板离心机上 1000g 离心 15 秒。④振荡:振荡 1 分钟,直至不凝集的红细胞完全散开。⑤结果观察和判断:肉眼观察、判断结果,或通过酶标仪自动测定每个反应孔的吸光度,自动确定血型结果。

2.V 型梯度微孔板法

未凝集红细胞沉降后从 V 型梯度微孔板孔中的梯度上滚落到孔底部,凝集红细胞沉降后挂在 V 型梯度微孔板孔中的梯度上,通过摄影技术自动判断结果。

(四)微柱凝胶血型定型检测卡法

红细胞抗原与抗体在微柱检测管内的凝胶介质中发生肉眼可见的凝集反应即微柱凝胶试验。将特定配比的葡聚糖凝胶颗粒分散装于特制的凝胶微柱中,制备成微柱凝胶卡。凝胶柱的上层为"反应池"(抗原抗体反应区),柱的下层为"分离池"。

1.检测原理

利用凝胶颗粒之间的间隙形成的分子筛作用,在微柱凝胶介质中红细胞与相应抗体结合,经低速离心,凝集成块的红细胞因体积大被凝胶阻滞不能通过凝胶层,留于凝胶介质的上层或中间,即阳性反应。未凝集游离红细胞因体积小而通过凝胶之间的间隙沉积于微柱凝胶反应管底部(管底尖部),形成细胞扣,即阴性反应。根据试验目的的不同,检测卡分为三类:中性凝胶、特异性凝胶和抗球蛋白凝胶,见表 2-3。

表 2-3　微柱凝胶检测卡分类

凝胶卡种类	成分	用途
中性凝胶检测卡	不含特异性抗体及抗球蛋白试剂	检测 IgM 抗体与红细胞反应,如 ABO 血型正反定型、交叉配血
特异性凝胶检测卡	含有特异抗体	红细胞抗原检测
抗球蛋白凝胶检测卡	含有抗球蛋白试剂	检测 IgM、IgG 不完全抗体和相应抗原反应,如交叉配血、不规则抗体筛查和鉴定等

①反应管中一般含促凝剂(如低离子强度溶液)和防腐剂;②可以用玻璃珠代替凝胶颗粒

2.操作步骤

按说明书要求操作。

3.质量控制

(1)方法:中性凝胶检测卡可用于正、反定型,特异性凝胶检测卡只能用于正定型。

(2)器材:离心机要准确校准离心参数。

(3)检测卡:应在 2～25℃竖立保存。凝胶中不能有气泡,卡液面不能干涸。实验前检查血型定型检测卡封口是否完整。为避免检测卡产生气泡,卡从冰箱取出后应平衡至室温才可使用。

(4)标本:标本应新鲜(血液采集后 2～8℃可保存 7 天),避免细菌污染或红细胞破碎引起假阳性。红细胞浓度按说明书要求。

(5)加样:中性凝胶检测卡鉴定 ABO 血型时,先向反应管内加入红细胞,后加血浆或抗体。加样时动作要轻,不要破坏凝胶面,抗体试剂或血浆要加在红细胞液面上。

(6)离心:加样后 30 分钟内离心,离心参数严格按要求。

(7)注意假阳性:假阳性主要见于:①镰形红细胞变形能力降低,巨幼红细胞直径较大,两者均不易透过凝胶间隙,可致假阳性。②严重感染的病人血中白细胞过多,堵塞了凝胶间隙,从而影响了红细胞的沉降,造成假阳性。③纤维蛋白未完全除去的血清标本。④被污染的标本也可使红细胞浮于胶中或胶表面。⑤红细胞陈旧、破碎所致红细胞膜沉于胶中或胶表面,可造成弱阳性。质控反应管红细胞在胶上或胶中,应重新试验。

(8)注意假阴性:假阴性主要见于抗体过少、抗原抗体比例不合适、离心力过大、漏加抗体等。

(9)鉴别溶血反应:溶血反应主要见于:①低渗透压反应液。②温度过冷或过热。③被细菌等污染标本。④理化因素破坏红细胞。⑤红细胞抗原抗体溶血反应:红细胞抗原抗体结合后可激活补体,使红细胞破坏。

4.临床应用

中性凝胶检测卡可用于 ABO 血型正反定型、RhD 抗原测定、其他血型抗原鉴定及盐水介质交叉配血等。特异性检测卡可用于 ABO 血型正定型,RhD 抗原测定和其他血型鉴定。抗球蛋白凝胶检测卡可用于 IgG 抗 D 抗体鉴定 RhD 抗原,红细胞不规则抗体筛查和交叉配血等。

5.方法评价

ABO 血型鉴定方法评价见表 2-4。

表 2-4　ABO 血型鉴定方法评价

方法	优点	缺点
试管法	所需时间短,适用于急诊血型鉴定。离心有利抗原抗体结合,增强凝集,敏感,结果可靠,有助于发现亚型或较弱抗原抗体反应,为临床常用	与玻片法相比较,操作相对复杂
玻片法	操作简单,不需要离心,可用于大规模普查和 POCT 检查	鉴定时间较长,灵敏度低,较弱凝集容易忽略而导致定型错误,不适于临床常规使用
微孔板法	可自动化、标准化,适于大量标本血型鉴定,目前中心血站应用较多	自动鉴定需要特殊设备
微柱凝胶检测卡法	①项目齐全、应用广泛,可用于血型正反定型、稀有血型鉴定、交叉配血等;②操作简单,可以自动化;③操作程序标准化,重复性好;④灵敏度高,结果可靠,能检测到弱的抗原抗体反应;⑤结果易于判定,鉴定完后放 4℃密封可保存 1～2 个月,扫描后也可长期保存。该法目前临床应用较多	成本较高,需要特殊离心机

二、Rh 血型鉴定

Rh 血型系统中近 50 个抗原,但目前临床上一般只进行 D 抗原鉴定,当有特殊需要(如家系调查,亲子鉴定、配血不合等)可采用抗 C、抗 c、抗 E、抗 e 等标准血清做全面的表型鉴定。

RhD 抗原鉴定采用的试剂主要有单克隆 IgM 抗 D 和 IgG 抗 D 血清试剂。用 IgM 抗 D 试剂可采用盐水介质法、微柱凝胶检测卡等方法鉴定。用 IgG 抗 D 血清可采用酶介质法、抗球蛋白试验及微柱凝胶抗球蛋白检测卡等方法鉴定。

（一）盐水介质法

1.检测原理

单克隆 IgM 抗 D 试剂与红细胞上 RhD 抗原结合，在盐水介质中出现肉眼可见的凝集反应。

2.操作步骤

①标记：取小号试管 3 支，分别标记待测、阳性、阴性对照。②加抗体试剂：各管加入 1 滴 IgM 抗 D 试剂一滴。③加红细胞悬液：在标记各管中分别对应加入 1 滴待检红细胞悬液、5% RhD 阳性和阴性红细胞悬液，混匀。④离心：1000g 离心 15 秒（或按照试剂说明书要求进行）。⑤观察及判断结果：阳性管凝集，阴性管不凝集，待测管凝集为阳性，不凝集为阴性。

3.质量控制

（1）方法：①Rh 血型系统的抗体多由后天免疫刺激（输血或妊娠）产生，不能通过反定型验证 Rh 血型。②可以采用玻片法鉴定，红细胞浓度一般为 30%～50%，反应 2 分钟后观察结果。

（2）对照：鉴定时必须有严格的对照试验，包括阴性对照、阳性对照。

（3）阴性结果处理：待检红细胞与抗 D 试剂在盐水介质中不凝集，应进行 Rh 阴性确认试验，一般使用 3 种或 3 种以上 IgG 抗 D 试剂进行间接抗球蛋白试验。如 3 种 IgG 抗 D 试剂抗球蛋白试验的结果均为阴性，即可判定为 Rh 阴性，如果抗球蛋白试验有一种或一种以上的 IgG 抗 D 试剂的结果为阳性，即可判定为 Rh 阳性（弱 D 表型）。

（4）其他同 ABO 血型鉴定。

（二）酶介质法

1.检测原理

IgG 抗体分子的跨度小于正常情况下红细胞的距离，与红细胞结合后，不足以把红细胞拉在一起而引起可见的凝集。某些酶（木瓜酶、菠萝蛋白酶、胰蛋白酶等）可破坏红细胞表面的唾液酸，减少负电荷的数量，降低红细胞间排斥力，缩短红细胞距离，有利于 IgG 血型特异性抗体与红细胞上的 RhD 抗原反应，形成肉眼可见的凝集。

2.操作步骤

①标记：取 3 支试管，标记为待检、阳性对照、阴性对照管。②加红细胞悬液：上述各管分别对应滴加 2%～5% 待检红细胞、RhD 阳性红细胞及 RhD 阴性红细胞 1 滴。③加酶：各管均加 1% 木瓜酶溶液 1 滴混匀。④加 IgG 抗 D：各管均加 IgG 抗 D2 滴，混匀。⑤水浴：置 37℃ 水浴 15～30 分钟。⑥离心：1000g 离心 15 秒。⑦观察、判断结果：同盐水介质法。

3.质量控制

（1）酶试剂反复冻融，会影响酶活性，因此试剂应分装后冻存，每次取 1 份一次性使用。

（2）严格控制水浴温度在 37℃，水浴温度太高可导致酶失活和红细胞溶血。

（3）酶技术对 Rh、Kidd 血型系统鉴定效果最好，但对 M、N、S、s、Fyᵃ、Fyᵇ 等抗原的破坏较为显著,因此不能进行这些抗原的鉴定。

（4）其他同盐水介质法。

4.方法评价

RhD 血型鉴定方法评价见表 2-5。

表 2-5　RhD 血型鉴定方法评价

方法	评价
盐水介质法	简单,快速,不需特殊仪器,适合 IgM 型抗体试剂,目前临床广泛应用
酶介质法	简单,经济,但较费时
抗球蛋白试验	检查不完全抗体最敏感可靠的方法,但操作复杂、费时,试剂昂贵,不适于急诊检查和血库的大批量检查,多用于 HDN 的诊断及因血型不合输血产生的血型抗体的检查
微柱凝胶检测卡法	操作简单、标准化和自动化;灵敏高、重复性好,结果准确,但成本较高;目前临床应用较多

三、交叉配血试验

为了保证安全输血,临床输血前必须保证受血者和供血者的血液在免疫血液学方面"相容"。输血前血型相容性试验包括红细胞 ABO 血型和 RhD 血型鉴定、不规则抗体检测及交叉配血试验。

交叉配血试验是在血型鉴定的基础上,进一步检查受血者和供血者血液中是否含有不相容的抗原和抗体成分的试验,分为主侧和次侧交叉配血试验。主侧指用受血者血浆与供血者红细胞进行反应,检查受血者血浆中是否存在针对供者红细胞的抗体。次侧指用受血者红细胞与供血者血浆进行反应,检查供血者血浆中是否存在针对受血者红细胞的抗体。

通过交叉配血可以发现血型鉴定错误、发现亚型和不规则抗体,找到匹配的血源。交叉配血试验根据所使用的介质不同分为盐水介质试管法、抗球蛋白介质试管法、低离子聚凝胺介质试管法、酶介质试管法和微柱凝胶抗球蛋白等方法。

（一）盐水介质试管交叉配血试验

1.检测原理

天然 IgM 类血型抗体与对应红细胞抗原在室温下的盐水介质中出现凝集反应。通过离心,观察受血者血浆与供血者红细胞(主侧)以及受血者红细胞与供血者血浆(次侧)之间有无凝集现象,判断受血者与供血者之间有无 ABO 血型不合的情况。

2.操作步骤

①标记:取小号试管 2 支,标记主侧和次侧。②加标本:在主侧管内加 1 滴受血者血浆和 1 滴供血者 2%～5%红细胞悬液。次侧管加 1 滴供血者血浆和 1 滴受血者 2%～5%红细胞悬液,混匀。③离心:1000g 离心 15 秒。④观察、判断结果:主侧和次侧管内红细胞均不溶血或凝集,表明受血者和供血者血液盐水介质交叉配血相容。如果主侧管和次侧管或单独一侧试管内出现红细胞溶血或凝集,则表明受血者、供血者血液盐水介质交叉配血试验不相容。

3.质量控制

(1)方法:本试验只能检出不相配合的 IgM 完全抗体,检测不出 IgG 不完全抗体。临床推荐每个受血者输血前要用盐水介质法加抗球蛋白介质法(试管或微柱)两种方法同时进行交叉配血试验,基层医院实验室一般使用盐水介质法加低离子聚凝胺介质法进行交叉配血试验,以防止漏检不完全抗体,确保输血安全。

(2)标本:①受血者的标本必须是 3 天内采集。②如果受血者需要再次输注红细胞,尤其是受血者最后一次输注红细胞已间隔了 24 小时,应重新采集标本进行交叉配血试验,避免回忆反应而产生抗体漏检。③红细胞要用生理盐水洗涤干净,防止血型物质中和抗体及其他物质(输注右旋糖酐、聚乙烯吡咯烷酮、肝素)干扰试验。

(3)结果观察:若存在弱凝集,需要借助显微镜来观察判断。如怀疑是冷凝集素导致的红细胞凝集,需要在 37℃ 水浴箱放置 2~5 分钟后再肉眼观察结果。

(4)结果分析:应用盐水介质交叉配血试验时,如出现交叉配血不相容,首先应重新鉴定供血者和受血者的 ABO 血型,以排除因 ABO 血型鉴定错误导致的交叉配血不相容。再用其他方法进行交叉配血。

(5)患者在 48 小时内输入 2000ml 以上血液时需多个供血者,此时供血者之间也应进行交叉配血试验,以防止供血者之间血型不合及不完全抗体的存在,保证输血安全。

(6)其他同血型鉴定。

(二)抗球蛋白介质交叉配血试验

抗球蛋白试验是 1945 年由 R.R,A.Coombs 等建立的,又称为 Coombs 试验,主要用于检查 IgG 等不完全抗体参与的抗原抗体反应,也可检查补体组分 C3、C4 片段参与的免疫反应。

1.检测原理

在一定条件下,IgG 血型抗体能与红细胞膜上相应抗原结合而使红细胞致敏,但多数 IgG 抗体不能在盐水介质中使致敏的红细胞出现肉眼可见的直接凝集。当加入抗球蛋白试剂后,该抗体(二抗)的 Fab 片段可与包被在红细胞膜上的 IgG 血型抗体(一抗)的 Fc 片段结合发生抗原抗体反应,通过抗球蛋白抗体的"搭桥"作用,促使原来已致敏的红细胞发生肉眼可见的凝集反应。

根据试验目的不同,抗球蛋白试验分为:直接抗球蛋白试验(DAT),即抗球蛋白试剂直接与红细胞反应出现肉眼可见的凝集,可以检测红细胞是否被不完全抗体和(或)补体致敏;间接抗球蛋白试验(IAT),即红细胞在体外与不完全抗体结合后,再加入抗球蛋白试剂进行检测的试验,可用于血清中不完全抗体筛查和鉴定、交叉配血试验、检测红细胞上的血型抗原(如 Rh、Duffy、Kell、Kidd 等血型系统)等。

2.操作步骤

①标记:取小号试管 6 支,分别标明主侧、次侧、阳性对照、阴性对照、供血者红细胞对照及受血者红细胞对照。②加样:主侧管加受血者血浆 2 滴,供血者 3% 红细胞悬液 1 滴;次侧管加供血者的血浆 2 滴,受血者 3% 红细胞悬液 1 滴;阳性对照管加 IgG 抗 D 致敏 RhD 3% 阳性红细胞悬液 1 滴;阴性对照加 AB 型血清处理 RhD 3% 阳性红细胞悬液 1 滴;受血者红细胞对照加受血者 3% 盐水红细胞悬液 1 滴;供血者红细胞对照加供血者 3% 盐水红细胞悬液 1 滴。

除主侧和次侧对照外,其他各管分别加生理盐水2滴,混匀。③水浴:37℃水浴30分钟。④洗涤:用生理盐水洗涤各管红细胞3次,倒去上清液。⑤加抗球蛋白、离心:各管分别加抗球蛋白血清1滴;混匀,1000g离心1分钟。⑥观察、判断结果:受血者、供血者盐水对照红细胞、阴性对照管内红细胞不凝集,如阳性对照管内红细胞凝集,主、次侧管内红细胞不凝集,表示相容。如主和次侧或单独一侧管内红细胞凝集和(或)溶血,表示不相容。

3.质量控制

(1)试剂:抗球蛋白血清应按试剂盒说明书适度稀释,否则会产生前带或后带现象,产生假阴性结果。

(2)洗涤致敏红细胞:应及时,一旦洗涤就不应中途停止。洗涤时使用足够的盐水并用力冲入管中,使沉积于管底的红细胞松散。延迟或中途终止试验可使结合在红细胞上的抗体从细胞上释放或解离。

(3)离心:离心时间和相对离心力非常关键,应按试剂盒说明书操作,建议用血型、血清学专用离心机。

(4)结果分析:阴性对照凝集或阳性对照不凝集,提示反应系统有问题,试验结果不可靠,应进一步分析原因后,重新试验。供血者或受血者对照凝集,主侧或次侧凝集,表明供血者或受血者可能存在自身抗体,提示本次试验结果不可靠。应消除原因,重新试验。

(三)低离子聚凝胺介质交叉配血试验

聚凝胺(Poly)是一种由4个胺聚合而成的高价阳离子聚合体,在溶液中可产生多个阳离子基团,能够中和红细胞表面唾液酸所带的负电荷,从而缩短红细胞间的距离。1980年Palezari和Jiang首先将聚凝胺技术应用在交叉配血试验。

1.检测原理

首先利用低离子强度溶液(LISS)降低溶液的离子强度,减少红细胞周围的电子云,促使血型抗体与红细胞膜上相应抗原结合。再加入聚凝胺溶液,带正电荷的聚凝胺大分子聚合物能够中和红细胞表面的负电荷,减弱红细胞间的静电斥力,缩短红细胞间的距离,在离心力作用下,可使正常红细胞形成可逆性的非特异性聚集。然后加入枸橼酸钠重悬液(解聚液),枸橼酸根的负电荷能中和聚凝胺的正电荷,由聚凝胺引起的非特异性聚集会因电荷中和而消失,为阴性反应,而由IgM或IgG类血、型抗体与红细胞产生特异性凝集则不会散开,出现肉眼可见的凝集现象,为阳性反应。

2.操作步骤

①标记:取4支小号试管,分别标记主侧、次侧、阳性及阴性对照。②加样:主侧管加受血者血浆2滴,供血者3%红细胞悬液1滴;次侧管加供血者的血浆2滴,受血者红细胞悬液1滴;阳性对照加抗D血清2滴,RhD阳性O型标准红细胞悬液1滴;阴性对照加AB型血清2滴,RhD阳性O型标准红细胞悬液1滴。③加低离子强度溶液:各管分别加低离子强度溶液0.6ml。④加聚凝胺溶液:各管分别加聚凝胺溶液2滴。⑤离心:1000g离心15秒,弃去上清液。⑥观察结果:轻摇试管,观察红细胞有无凝集,如形成凝块,进行下一步试验。如无凝集,必须重做前面试验。⑦加枸橼酸钠重悬液:各管分别加枸橼酸钠重悬液2滴。⑧观察、判断结果:轻轻摇动试管,肉眼观察凝块是否散开。阳性对照管凝集不消失,阴性对照管凝集消失。

如果主侧管和次侧管内红细胞凝集在 1 分钟内散开,则试验为阴性,表示供血者和受血者血液聚凝胺介质交叉配血相容。

3.质量控制

(1)方法:①在临床上,应先进行盐水介质交叉配血试验,待排除 IgM 红细胞抗体的存在后,再进行本试验。②该试验对 Kell 血型系统的抗体检测效果差,虽然汉族人群中的 K 基因出现的频率几乎为零,但对我国少数民族或外籍人员标本进行本试验检查为阴性时,应继续做抗球蛋白试验。

(2)标本:不能使用含枸橼酸钠和肝素抗凝样本,可选择 EDTA-K2 抗凝。用血清标本效果更好。

(3)试剂:聚凝胺只能使正常红细胞发生凝集,对缺乏唾液酸的细胞(如 T 及 Tn 细胞)无作用。聚凝胺溶液放置在玻璃瓶中过久可能引起红细胞凝集过弱,因此,该溶液应保存在深色或黑色塑料瓶中。

(4)加聚凝胺溶液:①枸橼酸钠、肝素能够中和聚凝胺,使红细胞之间非特异性凝集反应减弱,如标本中含枸橼酸钠、肝素时,可多加聚凝胺溶液,或在试验中逐步加入聚凝胺溶液到红细胞出现凝集为止。②血液透析的患者建议改用抗球蛋白交叉配血试验,从而保证试验的准确可靠性。

(5)结果观察:①加聚凝胺溶液后,肉眼观察结果时,摇动试管时动作要轻,否则可使凝集红细胞散开。②当加入重悬浮液后,摇动试管时动作要轻,应在 3 分钟内立即观察结果,以免反应减弱或消失。③凝集结果不明显,用显微镜观察。

(6)其他:同盐水介质法。

(四)微柱凝胶抗球蛋白介质交叉配血试验

1.检测原理

将供血者、受血者红细胞及血浆分别加入到含有抗球蛋白试剂的微柱凝胶柱主侧和次侧管中,如果血浆中存在针对红细胞抗原的血型抗体(IgM 或 IgG),生成抗原抗体复合物,凝胶中的抗球蛋白与抗原抗体复合物抗体结合,形成红细胞凝集团块,离心后红细胞留在微柱的表面,为阳性反应。如果血浆中不含有针对红细胞膜上血型抗原的抗体,红细胞下沉到微柱管的底部,为阴性反应。

2.操作步骤

①标记:取检测卡,标记主侧、次侧,编号。②加样:在主侧反应管加一定量供血者 2%～5%红细胞悬液和受血者血浆。在次侧反应管加一定量受血者 2%～5%红细胞悬液和供血者血浆。③孵育:将加样后的检测卡置于专用孵育器 37℃孵育 15 分钟。④离心:将孵育好的检测卡置于专用离心机离心 10 分钟。⑤观察结果:取出检测卡,肉眼观察结果。⑥判断结果:主侧管和次侧管内红细胞完全沉降于凝胶管底部,表明受血者与供血者血液相容,供血者血液可以输给受血者。若主侧管和次侧管或单独一侧微管内红细胞凝集块位于凝胶表面或凝胶中和(或)出现溶血,提示受血者与供血者血液不相容。

3.质量控制

(1)方法:本试验通过分子筛作用可以提高交叉配血试验的特异性和敏感性,可同时检出

IgG 和 IgM 红细胞血型抗体。

(2)红细胞悬液:由于抗球蛋白试剂在装配试剂过程中已加入到微柱凝胶内,进行离心时血清蛋白成分和红细胞因其各自的重力速度不同而以不同的速度通过凝胶柱,从而消除了血清中未结合的球蛋白与抗球蛋白结合的可能性,因此本试验红细胞可不洗涤,且对于阴性的结果也不再需要加入 IgG 血型抗体致敏的阳性细胞来验证阴性结果的有效性。

(3)其他:同 ABO 血型鉴定微柱凝胶检测卡法。

4.方法评价

交叉配血试验方法评价见表 2-6。

表 2-6　交叉配血试验方法评价

方法	优点	缺点
盐水介质法	简单、快速,不需要特殊条件,ABO 血型交叉配血最常用方法,适用于无输血史或妊娠史病人	仅用于检查 IgM 血型抗体是否相配,不能检出不相配的 IgG 血型抗体
抗球蛋白介质法	灵敏、特异、准确可靠,检查不完全抗体最可靠的方法	操作复杂、费时、试剂较贵
低离子聚凝胺介质法	快速、灵敏,结果可靠,能检测 IgM、IgG 等引起溶血性输血反应几乎所有的规则和不规则抗体,适合各类患者交叉配血,也可应用于血型检查、抗体测定、抗体鉴定	需要特殊试剂,操作复杂且要求较高,对 Kell 血型系统的抗体不能检出
微柱凝胶抗球蛋白介质法	操作简单,结果准确,敏感度高,特异性强,重复性好,结果直观,可较长时期保存,适合手工操作、半自动和全自动,灵活方便,可同时检出 IgG 型和 IgM 型红细胞血型抗体	成本较高,需要特殊试剂和器材
酶介质法	简便、经济、灵敏。可作配血筛查试验,主要检测 Rh 系统不相合的免疫性抗体,适用于有输血史或妊娠史的病人	较费时,准确性、稳定性相对较差

第三节　白细胞血型

一、白细胞血型分类

白细胞包括粒细胞(中性粒细胞、嗜酸性粒细胞和嗜碱性粒细胞)、淋巴细胞和单核细胞。它们所表达的抗原比较多,与输血医学有关的抗原即人类白细胞血型抗原。

人类白细胞表面表达的抗原主要包括三类:红细胞血型抗原、与其他组织细胞共有的血型抗原(即人类白细胞抗原,HLA)和白细胞特有的血型抗原。这里重点介绍人类白细胞抗原。

1.白细胞表达的红细胞血型抗原

包括 ABO、P、Lewis、Diego、Ii、MNS、Kidd、Kell 血型系统中的 A、B、H、Tj^a、Le^a、Le^b、Dj^b、I、i、U、Jk^a、Jk^b、K、k 等抗原,但表达量比较少,临床意义也不大。

2.人类白细胞抗原

1958 年法国医生 Dausset 首次发现,肾移植患者与供者组织细胞表面的同种异型抗原存在着差异,患者出现排斥反应;反复输血患者的血清中存在着与供者白细胞发生反应的循环抗体,这些抗体针对人体所有有核细胞表面的靶分子。HLA 在器官移植中起重要作用,供者和受者细胞表面的组织相容性抗原是决定移植物赖以存活的基础。移植抗原的存在与否是通过组织相容性实验来确认。根据其抗原性的强弱和诱发移植排斥反应的快慢,可分为主要组织相容性抗原(MHA)和次要组织相容性抗原。其中能引起快而强排斥反应的抗原系统为主要组织相容性系统,由一组紧密连锁的基因编码,其编码的基因群称为主要组织相容性复合体(MHC)。MHA 首先在人白细胞表面被发现,故又称为人类白细胞抗原或 HLA 分子,其编码基因被称为 HLA 复合体或 HLA 基因。

3.白细胞本身所特有的血型抗原

主要有粒细胞及其前体细胞的特异性抗原(HNA-la、HNA-lb、IINA-lc、NB、NC、ND、NE 等)和淋巴细胞上的 Gr 系统抗原等。

二、白细胞抗原系统

白细胞抗原系统包括一系列复杂的基因及其编码的蛋白。HLA 基因编码的 HLA 分子是人类白细胞上最强的同种抗原。

(一)HLA 基因

HLA 基因位于人第 6 号染色体短臂 6p21.3 区域,全长 3600kb,约为人类基因组基因碱基数的 0.1%,共有 224 个基因位点,其中 128 个为功能基因,96 个为假基因。HLA 基因具有多基因性、多态性和连锁不平衡等遗传特点,从而构成复杂的基因多样性。

HLA 复合体按其编码分子的结构、表达方式、组织分布和功能等特性不同,可分为三类,即 HLA-I 类、HLA-II 类和 HLA-III 类,各类基因都含有多个位点。

(二)HLA 分子

1.HLA 分子的分类

依据 HLA 基因分类情况,其编码的产物依次被称为 HLA-I 类分子、HLA-II 类分子和 HLA-III 类分子,即经典 HLA-I 类分子(HLA-A、HLA-B、HLA-C)和非经典 HLA-I 类分子(HLA-E、HLA-F、HLA-G、HLA-H、HLA-J)、经典 HLA-II 类分子(HLA-DP、HLA-DQ HLA-DR)和非经典 HLA-II 类分子(HLA-LMP、HLA-TAP、HLA-DM 等)以及 HLA-III 类分子(C4、C2、B 因子、TNF-a、TNF-p、HSP-70)。不同个体 HLA 基因编码的分子在化学结构及功能上均十分相近。

2.HLA 分子的组织分布

(1)HLA-I 类分子:广泛分布于体内所有有核细胞表面,其中,淋巴细胞 HLA-I 类分子表达水平最高;其次为巨噬细胞、树突状细胞及中性粒细胞;而心、肝、肺、成纤维细胞、肌细胞、神经细胞及角膜细胞 HLA-I 类分子表达水平较低。某些特殊类型的红细胞(如网织红细胞)也能检出 HLA-I 类分子。

(2)HLA-Ⅱ类分子:表达范围极其狭窄,主要表达在某些免疫细胞表面,如单核/巨噬细胞、树突状细胞、B 淋巴细胞等。此外,精子细胞和活化 T 淋巴细胞表面也表达 HLA-Ⅱ类分子,其表达水平与细胞分化及抗原刺激有关;内皮细胞和某些组织上皮细胞表达的 HLA-Ⅱ类分子与某些自身免疫性疾病的发生有关。

此外,也可出现于体液中,如血清、尿液、唾液、精液及乳汁中也可以检测到游离的可溶性的 HLA-I、HLA-Ⅱ类分子。

(三)HLA 抗体

人类通过输血、妊娠及移植等免疫刺激形成同种免疫,产生 HLA 抗体。目前,国内临床应用的红细胞悬液、血浆制品和浓缩血小板虽然均经过去白细胞处理,但这些血液制品中仍会或多或少地存在着一定量的白细胞,并且血小板本身就含有 HLA 抗原,所以反复输注血液制品的患者可能会因为 HLA 抗原的刺激而诱发机体免疫学反应,产生 HLA 抗体,导致出现各种输血不良反应。

(四)HLA 检测

人类白细胞抗原检测技术已广泛应用于器官移植前组织配型,HLA 分型技术分为血清学方法、细胞学方法和基因分型方法。血清学方法和细胞学方法检测抗原,而基因分型方法是检测其基因碱基核苷酸多态性的不同。

血清学方法常见的试验有微量淋巴细胞毒试验,该法需要活的 T 或 B 淋巴细胞和特异性抗体,易受抗血清特性、淋巴细胞特性、反应温度和时间、补体特性和判定等方面的影响。

细胞学分型方法主要包括混合淋巴细胞培养法、纯合分型细胞试验和预致敏淋巴细胞试验。该试验所需要的特定分型细胞来源困难、操作程序烦琐,而且指定偏差较大,目前采用细胞学分型方法指定 HLA 抗原应用不多。

HLA 基因分型方法包括 PCR-SSP、PCR-SSO、Luminex 检测技术、PCR-SBT、基因芯片等,每种方法具有不同的特性。HLA 基因分型方法准确率远高于血清学方法和细胞学分型方法,标本可长期保存和远程运输。

HLA 抗原可引起免疫应答产生 HLA 抗体。HLA 抗体在临床上有重要的意义,用于 HLA 抗体检测的方法有多种,包括 Luminex 检测技术、淋巴细胞毒方法、流式细胞仪方法、ELISA 方法,其中 Luminex 检测技术为临床实验室常用的方法。

(五)HLA 系统在医学中的应用

某些疾病状态可出现 HLA 表达异常,引起非溶血性发热反应、输血相关性急性肺损伤(TRALI)、血小板输注无效(PTR)、白细胞减少、荨麻疹、嵌合体及输血相关移植物抗宿主病(TA-GVHD)等多种输血反应。HLA 系统在移植医学、输血医学和法医学等学科中均具有重要作用。

三、粒细胞抗原系统

20 世纪初期人们发现某些患者的血清可以与其他人的白细胞发生凝集,特别是在多次输血、妊娠的妇女等患者的血清中可以检测到粒细胞抗体,直到 1960 年 Lalezari 研究新生儿同种免疫性粒细胞减少症患者,首次提出粒细胞特异性抗原和抗体。近几年,随着分子生物学技术的发展,对粒细胞的研究也取得了迅速的进展。

（一）粒细胞抗原

粒细胞表面抗原一般分为两大类:一类为粒细胞特异性抗原,另一类为与其他组织或细胞共有的抗原。

1.粒细胞特异性抗原

是指仅分布于粒细胞表面的抗原,这些抗原除分布在中性粒细胞表面外,可能也分布在嗜酸性粒细胞和嗜碱性粒细胞表面,只是至今很难通过检测,故统称为粒细胞特异性抗原。

1998 年 ISBT 粒细胞抗原工作组在西班牙建立了粒细胞同种特异性抗原新的命名原则:①命名为人类粒细胞抗原(HNA)。②抗原的糖蛋白位点以 HNA 后数字编码表示。同一位点上的不同抗原用小写英文字母表示,如 HNA-la、HNA-lb 和 HNA-lc 等。③新发现的粒细胞抗原暂时用字母缩写命名,直至粒细胞工作委员会提出正式命名。④粒细胞抗原的等位基因编码依照国际人类基因图谱研究组的规定命名。目前,已经发现的 HNA 有 7 种,归属于 5 个粒细胞抗原系统。

2.与其他细胞共有的抗原

与红细胞血型系统共有的抗原,如 Lewis、P、Kx、Ge、Ii 系统抗原,但没有 ABO 血型系统的 A、B、H 抗原;与血小板和淋巴细胞共有的抗原,如 5 位点的 Sa、Sb,经典 HLA-I、HLA-Ⅱ抗原。

（二）粒细胞抗体

粒细胞抗原免疫刺激产生粒细胞抗体,如 HNA-Ia、HNA-lb、HNA-Ic、HNA-2a、HNA-3a、HNA-4a 和 HNA-5a 抗体,多数为 IgG,但也存在 IgM 抗体,以及 IgM 与 IgA 的混合抗体。这些抗体产生后可通过免疫性反应引起粒细胞破坏或成为一些输血不良反应的原因之一。

（三）粒细胞抗原抗体检测

粒细胞血型抗原系统的检测有助于及时诊断和治疗粒细胞血型抗原系统引起的疾病。粒细胞抗原或抗体血清学鉴定方法主要有粒细胞凝集试验、粒细胞免疫荧光试验、单克隆抗体特异性粒细胞抗原捕获试验、流式细胞术和 ELISA 等;HNA 基因分型方法主要有 PCR 限制性片段长度多态性(PCR-RFLP)、PCR 序列特异性引物(PCR-SSP)、PCR 直接测序法(PCR-SBT)、多重 SNPshot 技术,其中最常用的方法是 PCR-SSP。

（四）粒细胞抗原系统的临床意义

粒细胞抗原诱导产生粒细胞抗体,两者发生免疫学反应,破坏粒细胞,引起新生儿同种免疫性粒细胞减少症(NAN)、自身免疫性粒细胞减少症(AIN)、药物诱导的免疫性粒细胞减少症(DIAN)、骨髓移植后同种免疫性粒细胞减少症(ANBT)、输血相关性同种免疫性粒细胞减少症(TRAN)、输血相关性急性肺损伤(TRALI)、发热反应等。

第三章 尿液一般检验

尿液是血液经过肾小球滤过、肾小管和集合管重吸收和排泌所产生的终末代谢产物。尿液的组成和性状分析可反映机体的代谢状况,并受机体各系统功能状态的影响。通过排泄尿液,可排出体内的代谢废物、异物、毒物等,同时调节水、电解质代谢及酸碱平衡,借以维持机体内环境的平衡。因此,尿液检验不仅对泌尿系统疾病的诊断、疗效观察有临床意义,而且对其他系统疾病的辅助诊断、预后判断、监护安全用药也有重要参考价值。

第一节 尿液理学检验

一、尿量

尿量是指 24 小时内排出体外的尿液总量。在尿液形成过程中,肾小球滤过和肾小管重吸收功能起重要作用,两者维持一定的比例关系称为球、管平衡,使每日排出尿量保持在正常范围。通常尿量与机体摄入的水量成正比,此外尿量的多少还受机体内外环境多种因素的影响,如饮食、内分泌功能、精神因素、活动量、药物、环境的温湿度等。即使是健康人,尿量在 24 小时内的变化也较大。

(一)检测原理

使用量筒等刻度容器直接测定尿量。①直接法:将每次排出的全部尿液采集于一个容器内,然后测定尿液总量。②累计法:分别测定每次排出的尿液体积,最后记录尿液总量。⑧计时法:测定每小时排出的尿量或特定时间段内一次排出的尿量,换算成每小时尿量。

(二)方法评价

直接法准确性较好,但需要加防腐剂。累计法需多次测定,误差较大,易漏测,可影响结果准确性。计时法常用于观察危重患者的排尿量。

(三)质量控制

测定容器应有清晰的容积刻度(精确到毫升);必须采集全部尿液;24 小时尿量读数误差不能>20ml。

(四)参考区间

成人:1000～2000ml/24h,即 Iml/(h.kg);儿童:按体重计算尿量,为成人的 3～4 倍。昼夜尿量之比为(2～4):1。

(五)临床意义

1.多尿

是指成人 24 小时尿量超过 2500ml,儿童 24 小时尿量超过 3000ml。

(1)生理性多尿:当肾脏功能正常时,由于外源性或生理性因素所致的多尿,可见于饮水过多、食用含水量多的食物、静脉输液、精神紧张、癔症等,也可见于服用利尿剂、咖啡因、脱水剂等药物。

(2)病理性多尿:常因肾小管重吸收功能和浓缩功能减退所致,病理性多尿的原因与发生机制见表 3-1。

表 3-1　病理性多尿的原因与发生机制

分类	原因	机制
肾脏疾病	慢性肾炎、慢性肾盂肾炎、肾小管酸中毒Ⅰ型、失钾性肾病、急性肾衰竭多尿期、慢性肾衰竭早期等	肾小管受损致使肾浓缩功能减退。肾性多尿患者夜尿量增多,昼夜尿量之比<2:1
内分泌疾病	尿崩症、原发性醛固酮增多症、甲状腺功能亢进等	ADH 严重分泌不足或缺乏,或肾脏对 ADH 不灵敏或灵敏度减低,肾小管及集合管重吸收水分的能力明显减弱
代谢性疾病	糖尿病	尿糖增多引起的溶质性利尿,尿比重和尿渗透压均增高

2.少尿或无尿

少尿是指每小时尿量持续<17ml(儿童<0.8ml/kg)或尿量<400ml/24h;12 小时无尿或尿量<100ml/24h 为无尿。无尿发展至排不出尿液称为尿闭,生理性少尿多见于出汗多或饮水少。

二、颜色与透明度

(一)检测原理

尿液颜色主要来源于尿色素、尿胆原、尿胆素及尿卟啉,并且随尿量的多少、饮食、药物及病变而变化,正常尿液的颜色由淡黄色到深黄色。尿液颜色的深浅一般与尿比重平行,与单位时间的尿量成反比,尿量少,颜色深,比重高。

透明度一般以浑浊度表示,可分为清晰透明、轻微混浊(雾状)、混浊(云雾状)、明显混浊 4个等级。正常尿液混浊的原因主要为结晶所致。病理性混浊尿的原因为尿液中含有白细胞、红细胞及细菌。尿液中如有黏蛋白、核蛋白也可因尿液 pH 值变化而析出产生混浊。

(二)方法评价

通过肉眼或尿液分析仪判断尿液颜色和透明度。尿液颜色和透明度受尿液分析仪设计标准或检验人员的主观因素的影响。故尿液颜色和透明度的判断很难统一,临床应用中仅作参考。

(三)质量控制

1.标本新鲜

新鲜尿液标本有助于准确判断尿液颜色和透明度。尿液放置时间过长,盐类结晶析出、尿素分解产氨、细菌繁殖、尿胆原和尿胆红素的转化等多种因素,均可影响检验结果的准确判断。

2.防止污染

采用无色、洁净且无化学物质污染的容器采集尿液标本,最好使用一次性尿杯。采集标本前 3 天禁服溴化物、碘化物等影响尿液颜色的药物,以防止出现假阳性。

3.标准统一

统一检验人员判断尿液颜色和透明度的标准。

(四)参考区间

淡黄色、清晰透明。

(五)临床意义

1.生理变化

尿液颜色受摄入水量、食物、药物及尿色素等影响。例如,摄入水量多、寒冷时,尿量多则颜色淡;运动、出汗时,尿量少则颜色深。食用大量胡萝卜、木瓜等可使尿液呈深黄色,食用芦荟可使尿液呈红色。不同药物对尿液尿液颜色的也有很大影响,见表3-2。

表 3-2　药物对尿液颜色的影响

药物	尿液颜色
乙醇	苍白色
大黄蒽醌	暗红色(碱性)、黄褐色(酸性)
苯酚红	粉红色(碱性)
氯唑沙宗、去铁胺、酚酞	红色、紫色
维生素 B$_2$、呋喃唑酮、牛黄、小檗碱、呋喃唑酮、吖啶黄	黄色、深黄色
靛青红、亚甲蓝	蓝色
山梨醇铁、苯、酚、利福平	棕色
左旋多巴、激肽、甲硝唑、氯喹	暗褐色、黑色
番泻叶、山道年、苯茚二酮	橙色、橙黄色
酚磺酞、番泻叶、芦荟、氨基匹林、磺胺药	红色、红褐色
氨基甲酸酯	绿棕色

2.病理变化

尿液常见的颜色变化。

(1)红色:是最常见的尿液颜色变化。不同原因所致尿液红色的理化特性不同。

1)血尿:尿液内含有一定量的红细胞称为血尿。1000ml 尿液内含有血液达到或超过1ml,且尿液外观呈淡红色,称为肉眼血尿。由于含血量不同,尿液可呈淡红色云雾状、洗肉水样或混有血凝块。在排除女性月经血污染之外,常见于泌尿生殖系统疾病如炎症、损伤、结石、出血或肿瘤等;出血性疾病如血小板减少性紫癜、血友病等;其他如感染性疾病、结缔组织疾病、心血管疾病、内分泌代谢疾病、某些健康人剧烈运动后的一过性血尿等。

2)血红蛋白尿:正常血浆中的血红蛋白低于 50mg/L,而且与结合珠蛋白结合形成复合物,因后者相对分子量较大,不能从肾脏排出,被肝细胞摄取后,经转化变成结合胆红素从胆管或肾脏排出体外。当发生血管内溶血时,血红蛋白增加超过结合珠蛋白结合能力,并超过肾阈值(约为 1.3g/L)时,这种游离的血红蛋白因分子量较小,可通过肾小球滤出形成血红蛋白尿,尿液呈暗红色、棕红色、酱油色。血红蛋白尿主要见于蚕豆病、阵发性睡眠性血红蛋白尿(PNH)及血型不合的输血反应、阵发性寒冷性血红蛋白尿(PCH)、行军性血红蛋白尿、免疫性溶血性贫血等,尿液隐血试验呈阳性。

3)肌红蛋白尿:尿液呈粉红色或暗红色,常见于肌肉组织广泛损伤、变性,如挤压综合征、缺血性肌坏死、大面积烧伤、创伤等。健康人剧烈运动后,也可偶见肌红蛋白尿。

4)卟啉尿:尿液呈红葡萄酒色,常见于先天性卟啉代谢异常等。

(2)深黄色:最常见于胆红素尿,外观呈深黄色,振荡后泡沫亦呈黄色。见于阻塞性黄疸和肝细胞性黄疸。服用一些药物如呋喃唑酮、维生素 B_2 等尿液可呈黄色或棕黄色外观,但深黄色尿液振荡后泡沫呈乳白色。

(3)白色

1)乳糜尿和脂肪尿:乳糜尿是由于泌尿系统淋巴管破裂或深部淋巴管阻塞致使乳糜液或淋巴液进入尿液,尿液呈乳白色混浊,称乳糜尿。乳糜尿中有时含有多少不等的血液,称血性乳糜尿或乳糜血尿。乳糜尿主要见于丝虫病,也可见于结核、肿瘤、腹部创伤或由手术等引起肾周围淋巴循环受阻。妊娠或分娩可诱发间歇性乳糜尿。糖尿病脂血症、类脂性肾病综合征、长骨骨折骨髓脂肪栓塞也可引起乳糜尿。脂肪尿是指尿中出现脂肪小滴。脂肪尿见于脂肪挤压损伤、骨折和肾病综合征等。

2)脓尿:尿液中含有大量的脓细胞,外观可呈不同程度的白色或黄白色混浊,放置后可有白色云雾状沉淀。见于泌尿生殖系统化脓性感染及前列腺炎、精囊炎等。显微镜检查可见大量的脓细胞,蛋白定性常为阳性。

3)结晶尿:外观呈黄白色、灰白色或淡粉红色。由于尿液中含有较高浓度的盐类,尿液刚排出体外时透明,当外界温度下降后,盐类溶解度降低,盐类结晶很快析出使尿液混浊。可通过加热、加乙酸来判断是否为结晶尿。若为尿酸盐结晶,加热后混浊消失;若为磷酸盐和碳酸盐结晶,加热后混浊增加,加乙酸后均变清,有气泡者为碳酸盐结晶,无气泡者为磷酸盐结晶。盐类结晶尿的蛋白与隐血定性试验通常为阴性。

(4)黑褐色:见于重症血尿、变性血红蛋白尿,也可见于酪氨酸病、酚中毒、黑尿酸症或黑色素瘤等。

(5)蓝色:主要见于尿布蓝染综合征,由于尿液内含有过多的尿蓝母衍生物靛蓝所致,也可见于尿蓝母、靛青生成过多的某些胃肠疾病。

(6)淡绿色:见于铜绿假单胞菌感染。

二、比重

尿比重(SG)是指在 4℃ 条件下尿液与同体积纯水的重量之比。尿比重受尿中可溶性物质的量及尿量影响;在病理情况下还受尿蛋白、尿糖及细胞成分等影响。测定尿比重可粗略反映肾小管的浓缩稀释功能。

(一)检测原理

尿比重测定方法很多,如干化学试带法、折射计法、尿比重计法、超声波法、称重法等。

1.干化学试带法

干化学试带法,又称干化学法,试带模块中含有多聚电解质、酸碱指示剂(溴麝香草酚蓝)及缓冲物。尿液离子浓度与经过处理的多聚电解质的电离常数改变相关,根据颜色变化换算成尿液电解质浓度,将电解质浓度再换算成比重。

2.折射计法

折射计)法利用溶液的比重与光线折射率有良好的相关性进行测定。

3.比重计法

采用特制的尿比重计测定 4℃时尿液与同体积纯水的重量之比。

4.超声波法

利用超声波在不同特性物质中传播速度与密度相关的特点,通过测定声波的偏移来计算比重。

5.称重法

在相同温度条件下,分别称取同体积尿液和纯水的重量,计算比值得出尿比重。

(二)操作步骤

1.干化学试带法

使用尿液分析仪,按照仪器说明书操作。

2.折射计法

(1)手提式折射计:在测量玻璃板上加一滴尿标本,然后把上面平板放下,紧压在液滴上,使两块玻璃板平行。手持仪器,面对光源,使光线通过标本和棱镜,用眼观察目镜,从专用的刻度标尺上,在明暗场交界处读出比重值。

(2)坐式折射计:开通光路后,按测定标本的程序,用蒸馏水调整基准线位置。测试标本时,滴加尿液 2 滴,盖上塑料盖(防止产生气泡),即可在目镜中读出相应的比重值。

3.比重计法

①充分混匀尿液后,沿管壁缓慢倒入小量筒或小量杯中,如有气泡,可用滴管或吸水纸吸去。②比重计放入杯中,使悬浮于中央,勿触及杯壁或杯底。③等比重计停稳后,读取与尿液凹面相切的刻度,即为被测尿液的比重。

4.超声波法

使用超声波仪,按照仪器操作说明书操作。

5.称重法

分别称取同体积尿液和纯水的重量,计算比值。

(三)方法评价

1.干化学试带法

操作简单、快速,不受高浓度的葡萄糖、尿素或放射造影剂的影响,但受强酸、强碱及尿液蛋白质影响较大;灵敏度低、精密度差、检测范围窄;只能作为尿比重的筛选实验,不能作为评价肾脏浓缩稀释功能的指标。

2.折射计法

美国临床实验室标准化协会和中国临床实验室标准化委员会推荐的参考方法;易于标准

化、标本用量少(1~2 滴尿液),可重复测定,尤其适合少尿患者和儿科患者。

3.尿比重计法

操作简单;标本用量大,易受温度及尿糖、尿蛋白、尿素或放射造影剂影响;准确性低,测定结果通常比折射计法高 0.002。CLSI 建议不使用此法。

超声波法和称重法很少使用。

(四)质量控制

1.干化学试带法

(1)检测前:使用与仪器匹配、合格、有效期内的试带;每天用标准色带进行校准。

(2)检测中:试带法对过高或过低的尿比重不灵敏,应以折射计法为参考;如尿液 pH 值>7.0,测定值应增高 0.005 作为补偿。

2.折射计法

检测前要根据室温进行温度补偿。可用 10g/L、40g/L 和 100g/L 蔗糖溶液校正折射计,其折射率分别为 1.3344、1.3388 和 1.3479。

3.尿比重计法

(1)检测前:新购比重计应用纯水在规定的温度下观察其准确性。在 15.5℃时,蒸馏水的比重为 1.000,8.5 g/L 氯化钠液为 1.006,50g/L 氯化钠液为 1.035。

(2)检测中:①尿量要充足,以保证比重计悬浮于液面中央而不贴壁。②检测时液面无泡沫。③读数应准确。④校正测定温度以及蛋白尿、糖尿。

(五)参考区间

成人:随机尿 1.003~1.030;晨尿>1.020。新生儿:1.002~1.004。

(六)临床意义

尿比重可粗略反映肾脏的浓缩与稀释功能。由于影响尿比重的因素较多,因此,用于评估肾功能时,24 小时连续多次测定尿比重较一次测定更有价值。

1.高比重尿

尿液比重>1.025 时,称为高渗尿或高比重尿。①尿量少比重高:见于急性肾炎、心力衰竭、休克、高热、脱水或大量排汗、肝脏疾病等;②尿量多比重高:见于糖尿病、使用放射造影剂等。

2.低比重尿

尿液比重<1.015 时,称为低渗尿或低比重尿。见于慢性肾小球肾炎、肾盂肾炎等由于肾小管浓缩功能减退而比重降低。因肾实质破坏而丧失浓缩功能时,尿液比重常固定在 1.010±0.003(与肾小球滤过液比重接近),称为等渗尿,可见于急性肾衰竭多尿期、慢性肾衰竭、肾小管间质疾病、急性肾小管坏死等。尿崩症患者因下丘脑垂体受损,抗利尿激素分泌减少,或由于肾小管的上皮细胞对抗利尿激素的灵敏度降低,大量水分从体内排出而使比重减低,常出现严重的低比重尿(<1.003,可低至 1.001)。

3.药物影响

右旋糖酐、造影剂、蔗糖等可引起尿比重增高;氨基糖苷类、锂、甲氧氟烷可使尿比重减低。

四、尿渗量

尿渗量是指尿液中具有渗透活性的全部溶质微粒(包括分子和离子)的总数量,与颗粒种类、大小及所带电荷无关,反映了溶质和水的相对排出速度,蛋白质和葡萄糖等不能离子化的大分子物质对其影响较小,但溶质的离子数量对尿渗量影响较大,故测定尿渗量能确切地反映肾脏浓缩稀释功能,是评价肾脏浓缩功能较好的指标。尿渗量以质量毫摩尔浓度[mmol/(kg·H$_2$O)或 mOsm/(kg·H$_2$O)]表示,目前检验尿液及血浆渗量一般采用冰点渗透压计的方法进行。

(一)检测原理

任何物质溶于溶剂后与原来的纯溶剂相比,均有冰点下降、沸点上升、蒸汽压降低以及渗透压增高等改变,其改变的大小取决于溶质微粒的数量。由于冰点下降法具有操作简便、样本用量少、测量精度高等特点,因此,目前测定溶液中溶质颗粒浓度的仪器大多采用冰点下降原理而设计。根据拉乌尔冰点下降原理,任何溶液,如果其单位体积中所溶解的颗粒(分子和离子)的总数目相同,引起溶液冰点下降的数值也相同。1 渗量的溶质可使 1kg 水的冰点下降1.858℃,冰点下降的程度与溶质渗量成比例。

$$mmol/(kg·H_2O)=观察取得冰点下降度数/1.858$$

(二)操作步骤

(1)用较高速度离心,除去全部不溶性颗粒。在测定尿渗量的同时,常需测定血浆的渗量,必须用肝素抗凝,不能用草酸盐抗凝。

(2)使用时,应先接通标本冷却室的循环水,继而注入不冻液,调试并保持不冻液温度为-7～-8℃后再开始测定标本。在测试过程中,要保持搅动探针的适当振幅(1.0～1.5cm)。

(3)用氯化钠(GR级)12.687g/(kg·H$_2$O)校正 400mOsm/(kg·H$_2$O)读数。

(4)测定尿及血浆的渗量,记录读数。

(三)方法评价

冰点渗透压计法测定的准确性高,样本用量少,测量精度高。但尿渗量检测步骤烦琐,不如尿比重简单、快速和经济,目前临床应用不如尿比重广泛。

(四)质量控制

包括仪器的校准、分析前标本的正确处理、分析中的质量控制。标本的正确处理包括:①标本采集:标本应采集于洁净、干燥、无防腐剂的有盖容器内,立即送检。②标本离心:去除标本中的不溶性颗粒,但不能丢失盐类结晶。③标本保存:若不能立即测定,应将标本保存于冰箱内,测定前置于温水浴中,使盐类结晶溶解。

(五)参考区间

禁饮后:①血浆渗量:275～305mOsm/(kg·H$_2$O),平均 300mOsm/(kg·H$_2$O)。②尿渗量:600～1000mOsm/(kg·H$_2$O)(相当于 SG 1.015～1.025),平均 800mOsm/(kg·H$_2$O)。③尿渗量/血浆渗量比值为(3.0～4.7)∶1.0。

(六)临床意义

尿渗量主要与溶质颗粒数量有关,在评价肾脏浓缩和稀释功能方面,较尿比重更理想,更能反映真实的情况。

1.评价肾脏浓缩稀释功能

健康人禁饮 12 小时后,尿渗量与血浆渗量之比>3,尿渗量>800mOsm/(kg·H_2O)则为正常。若低于此值,说明肾脏浓缩功能不全。等渗尿或低渗尿可见于慢性肾小球肾炎、多囊肾、阻塞性肾病等慢性间质性病变等。

2.鉴别肾性和肾前性少尿

肾小管坏死导致肾性少尿时,尿渗量降低[<350mOsm/(kg·H_2O)]。肾前性少尿肾小管浓缩功能无明显降低,故尿渗量较高[>450mOsm/(kg·H_2O)]。

3.其他

应结合血液电解质考虑,如糖尿病、尿毒症时,血液渗量升高,但尿 Na^+ 浓度下降。

五、气味

健康人新鲜尿液的气味来自尿液中挥发性酸及酯类。

(一)参考区间

微弱芳香气味。

(二)临床意义

如果尿液标本久置,因尿素分解可出现氨臭味。尿液气味也可受到食物和某些药物的影响,如过多饮酒,进食葱、蒜,服用某些药物等,可使尿液中出现相应的特殊气味。一些疾病可使新鲜尿液出现异常气味,见表3-3。

表 3-3　新鲜尿液出现异常气味的原因

气味	原因
氨臭味	慢性膀胱炎和慢性尿潴留
腐臭味	泌尿系统感染或晚期膀胱癌
烂苹果味	糖尿病酮症酸中毒
大蒜味	有机磷中毒
鼠尿味	苯丙酮尿症

第二节　尿液化学检验

一、尿酸碱度

尿液酸碱度简称为尿酸度,通常用氢离子浓度的负对数(pH 值)来表示。

(一)检测原理

1.试带法

采用双指示剂法。膜块中含溴麝香草酚蓝和甲基红两种指示剂,其变色范围为 pH 值 5.0～9.0,色泽变化为黄—绿—蓝色,通常由仪器判读,也可经肉眼目测与标准色板比较判断。

2.pH 值试纸法

pH 值广泛试纸是浸渍有多种指示剂混合液的试纸条,色泽范围为棕红至深黑色,与标准色板比较,肉眼可判断尿液 pH 值近似值。

3.指示剂法

酸碱指示剂原理。

4.其他方法

滴定法采用酸碱中和反应原理。通常用 0.1mol/L 标准氢氧化钠溶液将定量尿液滴定至 pH 值 7.4 时,由 NaOH 消耗量求得尿酸碱度。pH 值计法,又称电极法。当指示电极浸入尿液后,H^+ 通过玻璃膜,指示电极和参比电极之间产生电位差,经电压计测得后转为 pH 值读数。

(二)操作步骤

1.试带法和 pH 值试纸法

操作基本相同,即将试带或试纸浸渍于尿液中约 0.5 秒取出,按规定时间,在光线充足处与标准色板比色读取 pH 值。试带法多用于尿干化学分析仪。

2.指示剂法

常用 0.4g/L 溴麝香草酚蓝溶液,当指示剂滴于尿液后,显黄色为酸性尿,显蓝色为碱性尿,显现绿色为中性尿。

(三)方法评价

①试带法,配套应用于尿液分析仪,是目前临床尿 pH 值检查最广泛应用的筛检方法。②pH 值试纸法,操作简便,但试纸易吸潮而失效。③指示剂法,受指示剂变色范围限制,当尿 pH 值偏离范围时,检测结果不准确;黄疸尿、血尿直接影响结果判读。④滴定法,操作复杂,不适用于临床快速检测要求。⑤pH 值计结果精确可靠,可用于肾小管性酸中毒定位诊断、分型、鉴别诊断时 pH 值精确测定,但需特殊仪器,操作烦琐。

(四)质量控制

1.检测前

应确保标本新鲜、容器未被污染。陈旧标本可因尿 CO_2 挥发或细菌生长使 pH 值增高;细菌和酵母菌可使尿葡萄糖降解为酸和乙醇,则 pH 值减低。

2.检测中

(1)试纸法或试带法:应充分考虑试带检测范围能否最大限度满足临床对病理性尿液 pH 值变化范围的需要;应定期用弱酸和弱碱检查试带灵敏度;应确保试纸或试带未被酸碱污染,未吸潮变质,并在有效期内使用。

(2)指示剂法:因一般指示剂不易溶于水,指示剂解离质点状态与未解离质点状态呈现的颜色不尽相同,故在配制指示剂溶液时,应先用少许碱液(如 NaOH 稀溶液)助溶,再加蒸馏水稀释到适当浓度,以满足指示剂颜色变化范围的要求。

3.检测后

生理条件下,少见尿 pH 值小于 4.5 或大于 8.0。尿液 pH 值大于 8.0 可见于:①标本防腐或保存不当,细菌大量繁殖并分解尿素产生氨。②患者服用大量碱性制剂。

(五)参考区间

常规饮食条件下:①晨尿,多偏弱酸性,pH 值 5.5~6.5,平均 pH 值 6.0。②随机尿,pH

值 4.5～8.0。

(六)临床意义

尿酸度检测主要用于了解机体酸碱平衡和电解质平衡情况,是临床上诊断呼吸性或代谢性酸/碱中毒的重要指标。

1.生理性变化

尿 pH 值受食物摄取、机体进餐后碱潮状态、生理活动和药物的影响。进餐后,因胃黏膜分泌盐酸以助消化、通过神经体液调节使肾小管的泌 H^+ 作用减低和 Cl^- 重吸收作用增高,尿 pH 值呈一过性增高,即为碱潮。

2.病理性增高

①碱中毒如呼吸性碱中毒。②肾小管性酸中毒。③尿路感染如膀胱炎、肾盂肾炎等。④其他如尿结石、严重呕吐等。

3.病理性减低

①酸中毒、发热、慢性肾小球肾炎等。②代谢性疾病如糖尿病、痛风等。

二、尿蛋白

蛋白质检查是尿液化学成分检验中最重要的项目之一。正常情况下,由于肾小球毛细血管滤过膜的孔径屏障和电荷屏障作用,以及肾小管的重吸收功能,使得终尿蛋白含量很少,仅为 30～130mg/24h。一次随机尿中蛋白质为 0～80mg/L,尿蛋白定性试验阴性。当尿蛋白超过 150mg/24h 或超过 100mg/L 时,蛋白定性试验呈阳性,称为蛋白尿。

(一)检测原理

1.试带法

采用 pH 值指示剂蛋白质误差原理。在 pH 值 3.2 的条件下,酸碱指示剂(溴酚蓝)产生阴离子与带阳离子的蛋白质结合生成复合物,引起指示剂进一步电离,当超越缓冲范围时,指示剂发生颜色改变。颜色的深浅与蛋白质含量成正比。酸碱指示剂同时也是灵敏的蛋白显色剂,试带法可用于尿蛋白定性或半定量。

2.磺基水杨酸法(SSA)

又称磺柳酸法。磺基水杨酸是一种生物碱,在略低于蛋白质等电点的酸性环境下,磺基水杨酸根离子与蛋白质氨基酸阳离子结合,形成不溶性蛋白盐而沉淀。沉淀生成量或溶液反应后的浑浊程度,可反映蛋白质含量多少,为尿蛋白定性或半定量检查方法。

3.加热乙酸法

为传统的经典方法。蛋白质遇热变性凝固,加稀酸使尿液 pH 值降低并接近蛋白质等电点(pH 值 4.7),使变性凝固的蛋白质在含有适量无机盐状况下进一步沉淀,同时消除了因某些磷酸盐和碳酸盐析出所造成的浑浊干扰。

(二)操作步骤

1.试带法

是尿干化学分析仪的检测项目之一,特殊情况下可将试带浸渍于尿液中约 0.5 秒取出,按规定时间,在光线充足处与标准色板进行目视比色,读取结果。

2.磺基水杨酸法

①调 pH 值:用 pH 值广泛试纸测试尿液酸碱度,如 pH 值不在 5～6 范围,可加酸或碱予以调节。②加尿液:取小试管 2 支,分别加入清晰尿液 1ml。③加试剂:于第 1 支试管内滴加磺基水杨酸溶液 2 滴,轻轻混匀;另 1 支试管不加试剂作为空白对照。④判断结果:1 分钟内观察结果,按标准判断阳性程度及大致蛋白质含量。

3.加热乙酸法

①加尿液:取大试管 1 支,加清晰尿液约 5ml 或至试管高度 2/3 处。②加热:用试管夹斜持试管下端,在酒精灯上加热尿液上 1/3 段,煮沸即止。轻轻直立试管,在黑色衬纸背景下观察煮沸部分有无浑浊。③加酸:滴加 5％乙酸溶液 2～4 滴。④再加热:继续加热至煮沸,立即观察结果。⑤判断结果:按标准判断阳性程度及大致蛋白质含量。

（三）方法评价

1.试带法

主要用于尿液分析仪,必要时也可用于肉眼观察。操作简便、快速、易于标准化,适于健康普查或临床筛检,目前已广泛应用于临床。

（1）灵敏度和特异性:①不同类型试带的灵敏度可有一定差异,一般为 70～100mg/L,可能与使用的酸碱指示剂有关。②试带法对清蛋白灵敏,对球蛋白的灵敏度仅为清蛋白 1/100 ～1/50,可能漏检本周蛋白,故试带法不适用于肾脏疾病的疗效观察及预后判断。

（2）干扰因素:①假阳性见于:尿 pH 值≥9.0,如服奎宁、奎宁丁,嘧啶等或尿中含聚乙烯、吡咯酮、氯己定、磷酸盐、季铵盐消毒剂等,致尿液呈强碱性。②假阴性见于:大剂量滴注青霉素或用庆大霉素、磺胺、含碘造影剂等。

2.磺基水杨酸法

①操作简便、反应灵敏、结果显示快,与清蛋白、球蛋白、糖蛋白和本周蛋白均能发生反应。②检测灵敏度达 50mg/L,有一定的假阳性。③CLSI 将其作为干化学法检查尿蛋白的参考方法,并推荐为检查尿蛋白的确证试验。

3.加热乙酸法

①方法经典而准确,但操作烦琐复杂。②检测尿蛋白特异性强、干扰因素少,与清蛋白和球蛋白均能反应,灵敏度为 150mg/L。

应根据具体情况选择尿蛋白定性试验方法。初次就诊患者、现场快速检测、健康体检、疾病筛检等,可采用化学试带法或磺基水杨酸法;当疾病已确诊、进行疗效观察或预后判断时,就不宜只采用试带法或磺基水杨酸法,而需配合加热乙酸法,必要时还需进行尿蛋白定量和特定蛋白质的分析。

（四）质量控制

1.检测前

嘱患者正常饮食,无其他特殊要求。

2.检测中

①采用阳性和阴性 2 种浓度水平进行质量控制。②如采用试带法,应严格遵循规范操作,保证浸渍时间恰到好处,时间过短过长均可造成结果偏差。试带应妥善保存于阴凉、干燥处,

注意使用有效期。⑧如采用加热乙酸法,也可因盐类析出产生浑浊而引起假阳性。④加热乙酸法和磺基水杨酸法,在操作时均需注意调节最适尿酸碱度。

3.检测后

建立完善的报告审核制度,加强检验与临床的沟通。

尿蛋白结果阳性在临床上具有特殊重要意义,应注重检测方法间的比较和比对,必要时阳性结果要用另一种方法核实。尿液标本量特别多的实验室,应按比例抽取阳性标本进行核对和定期进行方法学比对。

(五)参考区间

阴性。

(六)临床意义

1.生理性变化

生理性蛋白尿的产生源于机体内、外环境因素的变化。①功能性:见于剧烈运动后,发热、寒冷刺激、过度兴奋等。②体位性:见于青春发育期少年,如站立时间过长,"行军性"蛋白尿。③偶然性:见于尿中混入了白带、月经血、精液、前列腺液等。④摄入性:见于输注成分血浆、清蛋白及其他蛋白制剂、摄入过多蛋白食品后。⑤妊娠性:见于妊娠期妇女,与机体处于妊娠状态有关,分娩后可消失。

2.病理性增高

(1)肾前性蛋白尿:①浆细胞病:如骨髓瘤、巨球蛋白血症等。②血管内溶血性疾病:如阵发性睡眠性血红蛋白尿。③急性肌肉损伤:如心肌梗死、挤压综合征等。④酶类增高性疾病:如急性单核细胞性白血病、胰腺炎等。

(2)肾性蛋白尿:①肾小球性蛋白尿,如肾病综合征、原发性肾小球肾炎(急性肾炎、慢性肾炎、膜性肾炎等)、继发性肾小球疾病(糖尿病肾病、狼疮性肾炎)。②肾小管性蛋白尿,如肾小管间质病变(间质性肾炎、肾盂肾炎、肾小管酸中毒等)、重金属中毒(汞、铋、砷)、药物中毒、苯等有机溶剂中毒、器官移植。

(3)肾后性蛋白尿:①泌尿、生殖系统炎症反应:如膀胱炎、尿道炎、前列腺炎、精囊炎等。②泌尿系统结石、结核、肿瘤等。③泌尿系统邻近器官疾病:如急性阑尾炎、慢性盆腔炎、宫颈炎、盆腔肿瘤等,泌尿系统邻近器官炎症或肿瘤刺激。

三、尿糖

健康人尿中可有微量葡萄糖($<2.8mmol/24h$),用普通方法检测为阴性。当血糖浓度超过 $8.88mmol/L(1.6g/L)$ 时,尿中开始出现葡萄糖。尿糖定性试验呈阳性的尿液称为糖尿。尿糖主要指葡萄糖,也有微量乳糖、半乳糖、果糖、蔗糖等。

(一)检测原理

1.试带法

采用葡萄糖氧化酶,过氧化物酶法。试带膜块中含有葡萄糖氧化酶(GOD)、过氧化物酶、色素原等。葡萄糖氧化酶使尿中葡萄糖与 O_2 作用生成葡萄糖酸内酯及 H_2O_2,过氧化物酶催化 H_2O_2 氧化色素原而呈现色泽变化,色泽深浅与葡萄糖含量成正比。不同色素原反应后的呈色色泽不同。

2.班氏法

在高热和强碱溶液中,葡萄糖或其他还原性糖能将溶液中蓝色的硫酸铜还原为黄色的氢氧化亚铜沉淀,进而形成红色的氧化亚铜沉淀。根据沉淀有无和色泽变化判断含量。

(二)操作步骤

班氏法:①鉴定试剂:取试管1支,加入班氏试剂1.0ml,摇动试管徐徐加热至沸腾1分钟,若试剂仍为清晰透明蓝色,可用于实验。②加尿液:加离心后尿液0.2ml(约4滴)已鉴定的班氏试剂中,混匀。③加热煮沸:继续煮沸1~2分钟,自然冷却。④判断结果:根据颜色深浅和出现颜色的时间判断。

(三)方法评价

1.试带法

(1)灵敏度和特异性:常见色素原有邻联甲苯胺、碘化钾、4。氯-1-萘酚、4.氨基安替比林等,不同的色素原反应后色泽不同,有蓝色、红褐色、红色等。尽管色素原不同可能导致方法不尽相同,但大多不与非葡萄糖还原物质发生反应,故试带法检测特异性强,灵敏度高,简便快速,适用于自动化分析。

(2)干扰因素:假阳性可见于:尿标本容器残留漂白粉、次亚氯酸等强氧化性物质或尿液比密过低。假阴性可见于:①标本久置后。②尿液酮体浓度过高(>0.4g/L)。③当尿液在低葡萄糖浓度(14mmol/L)时,维生素C>500mg/L与试带中的试剂发生竞争性抑制反应。

2.班氏法

为非特异性测定葡萄糖的试验,可测定尿中所有还原性物质,包括:①还原性糖类如半乳糖、果糖、乳糖。②非糖还原性药物如水合氯醛、氨基比林、阿司匹林、青霉素、链霉素、维生素C、异烟肼等。灵敏度低于试带法,当葡萄糖浓度达8.33mmol/L时才呈现弱阳性。本法稳定,试验要求和成本低。

目前,利用班氏法原理已生产出药片型试剂,广泛应用于检测还原性物质,检测便捷,有助于筛查遗传性疾病(如半乳糖血症),如对2岁以下儿童作尿糖试验要求应该包含铜还原试验。

(四)质量控制

1.检测前

①容器要清洁,不能含有氧化性物质。②尿标本必须新鲜,标本久置,细菌繁殖消耗尿中葡萄糖,造成假阴性。③消除维生素C干扰:大剂量滴注维生素C后慎做尿糖定性检查。虽然维生素C对试带法和班氏法的影响结果迥然不同,但排除其干扰的方法却是简单而相同,即将尿煮沸几分钟后检测。

2.检测中

采用阳性和阴性2种浓度水平进行室内质量控制。试带法原理为酶促反应,其测定的结果与尿液和试剂膜块的反应时间、反应温度有关。班氏法强调严格操作和判读结果时间;试带应妥善保存于阴凉、干燥处,注意使用有效期。

3.检测后

建立完善的报告审核制度,加强检验与临床沟通。

（五）参考区间

阴性。

（六）临床意义

1.尿糖增高

见于：①代谢性糖尿如糖尿病。②内分泌性糖尿如甲状腺功能亢进，餐后血糖增高，餐后尿糖阳性。腺垂体功能亢进、嗜铬细胞瘤、Cushing 综合征，均可致血糖增高，尿糖阳性。③血糖正常性糖尿，因肾小管重吸收葡萄糖能力减低、肾糖阈减低所致如家族性糖尿、新生儿糖尿、妊娠或哺乳期。

2.尿糖暂时性增高

见于：①摄入性：如进食大量含糖食品、碳水化合物、饮料或静脉输注大量高渗葡萄糖溶液后。②应激性：情绪激动、脑血管意外、颅脑外伤、脑出血、急性心肌梗死时，延髓血糖中枢受刺激或肾上腺素、胰高血糖素分泌过多，呈现暂时性高血糖和一过性糖尿。

四、尿酮体

尿酮体（urine ketone bodies）是尿中乙酰乙酸（占 20%）、β-羟丁酸（占 78%）及丙酮（占 2%）的总称。机体首先形成的酮体是乙酰乙酸，然后外周组织代谢乙酰乙酸成为 β-羟丁酸和丙酮。酮体是机体脂肪氧化代谢产生的中间产物，当糖代谢发生障碍、脂肪分解增多、酮体产生速度超过机体组织利用速度时，可出现酮血症，酮体血浓度一旦超越肾阈值，就可产生酮尿。

（一）检测原理

1.硝普钠

又称酮体粉法，将亚硝基铁氰化钠、硫酸铵、无水碳酸钠混合研磨成粉。在碱性条件下，丙酮或乙酰乙酸与亚硝基铁氰化钠和硫酸铵作用，生成紫色化合物。本法不与酮体中 β-羟丁酸成分发生反应。

2.干化学法

同硝普钠原理。

（二）操作步骤

改良 Rothera 法：①加酮体粉：于凹孔玻片上（或试管内），分别加入 1 小勺酮体粉于 2 个孔内，1 孔为测定孔，1 孔为对照孔。②滴加尿液：滴加尿液 2～3 滴于测定孔的酮体粉上，以完全将酮体粉浸湿为宜。③观察结果：观察测定孔酮体粉颜色变化，并与对照孔比较，5 分钟内出现紫色为阳性。

（三）方法评价

干扰因素：①假阳性：尿中含较多量肌酐、肌酸，高色素尿，尿中含酞、苯丙酮、左旋多巴代谢物等。②假阴性：最主要原因是标本收集和保存不当；其次，亚硝基铁氰化钠对湿度、热度或光线很灵敏，或试带受潮失活。

（四）质量控制

1.检测前

丙酮在室温下可以快速挥发，乙酰乙酸在菌尿中会被细菌降解，因此应使用新鲜尿标本并尽快检测。如保存应密闭冷藏或冷冻，检测时先将标本恢复至室温后再操作。

2.检测中

阴性和阳性对照是获得可靠结果的重要保证。为防止肌酐、肌酸过多引起假阳性,可加入少许冰乙酸。试带应放阴凉、干燥处,注意使用有效期。

3.检测后

酮体成分的多样性、不同检测方法的灵敏度、不同病程酮体成分的变化性,均要求检验者仔细审核结果,及时与临床沟通,做出合理正确的解释。

(五)质量控制

定性:阴性;定量:酮体(以丙酮计)170~420mg/L;乙酰乙酸≤20mg/L。

(六)临床意义

酮体阳性见于:

1.不能有效利用碳水化合物

如糖尿病酮症酸中毒。尿酮体检查有助于糖尿病酮症酸中毒早期诊断(尿酮体阳性),并能与低血糖、心脑疾病、乳酸中毒或高血糖高渗透性糖尿病昏迷相区别(尿酮体阴性)。应注意的是,糖尿病酮症酸中毒早期的主要酮体成分是β-羟丁酸,而乙酰乙酸很少或缺乏,此时测得结果可导致对总酮体量估计不足。而当糖尿病酮症酸中毒症状缓解之后,β-羟丁酸转变为乙酰乙酸,反而使乙酰乙酸含量比急性期早期增高,此时易造成对病情估计过重。

2.碳水化合物摄入不足

如饥饿、饮食疗法、剧烈运动、寒冷等。

3.碳水化合物丢失

如频繁呕吐(怀孕、疾病)、肾脏重吸收功能障碍、消化系统疾病等。

五、尿胆红素

胆红素(bilirubin)有未结合胆红素(UCB)、结合胆红素(CB)和δ.胆红素3种,血浆中以前两者为主。

健康人血CB含量很低(小于$4\mu mol/L$),尿中不能检出;当血CB增高,超过肾阈值时,CB即从尿中排出。

(一)检测原理

1.偶氮法(耦联反应)

试带法多采用此原理。在强酸介质中,结合胆红素与重氮盐发生耦联反应呈红色。颜色深浅与胆红素含量成正比。

2.氧化法

胆红素被硫酸钡吸附而浓缩,与$FeCl_3$反应,被氧化为胆青素、胆绿素和胆黄素复合物,呈蓝绿色、绿色或黄绿色。呈色快慢和深浅程度与胆红素含量成正比。

(二)操作步骤

Harrison法:①加尿液:取尿液5ml于10ml离心管中。②吸附胆红素:加0.41mol/L $BaCl_2$溶液2.5ml于尿液中,充分混匀,此时出现白色硫酸钡沉淀($BaSO_4$)。离心沉淀3~5分钟,弃去上清液。③加试剂:向沉淀表面加Fouchet试剂2滴,放置片刻后观察沉淀表面或沉淀颜色的变化。④判断结果:根据颜色深浅和出现颜色的时间判断。

（三）方法评价

1.偶氮法

尿液颜色过深会影响结果判断,假阳性可见于:患者接受大剂量氯丙嗪治疗或尿中含有盐酸苯偶氮吡啶代谢产物时。假阴性见于:①尿维生素 C 浓度达 1.42mmol/L 和存在亚硝酸盐时,可抑制偶氮反应。②尿标本保存不当,尿胆红素遇光氧化。

2.氧化法

Harrison 法灵敏度较高(胆红素 0.9μmol/L 或 0.5mg/L),但操作稍烦琐。假阳性见于:尿中存在水杨酸盐、阿司匹林、牛黄等,易使尿呈现紫红色,干扰结果。标本未避光保存可出现假阴性。

（四）质量控制

1.检测前

胆红素在强光下易变为胆绿素,应使用避光棕色尿容器和新鲜尿标本检测尿胆红素。

2.检测中

采用阳性和阴性 2 种浓度水平进行室内质量控制。试带应放阴凉干燥处,密封避光保存,注意使用有效期。

Harrison 法检测尿胆红素,尿中要有充足的硫酸根离子,故当加入 $FeCl_3$ 后未见足够的 $BaCl_2$ 沉淀时,可加适量硫酸铵,促使沉淀产生。

3.检测后

干化学法操作简便,目前多作为定性筛检试验,如反应颜色不典型或结果可疑时,应用氧化法验证。

（五）参考区间

阴性。

（六）临床意义

尿胆红素检测主要用于黄疸的诊断和鉴别诊断。尿胆红素阳性见于胆汁淤积性黄疸、肝细胞性黄疸,而溶血性黄疸为阴性。

六、尿本周蛋白

骨髓瘤细胞所合成的异常免疫球蛋白,其轻链与重链合成不平衡,因轻链产生过多,使游离 Ig 轻链(light chain,LC)过剩。LC 能自由通过肾小球滤过膜,当浓度超过近曲小管重吸收极限时,可自尿中排出,即本周蛋白尿或轻链尿。此轻链即本周蛋白(BJP),有 κ 和 λ 两种。BJP 在 pH 值 4.9±0.1 条件下,加热至 40～60℃时可发生凝固,温度升至 90～100℃时溶解,而温度降低至 56℃左右,又可重新凝固,故称凝溶蛋白。

（一）检测原理

1.热沉淀-溶解法

基于本周蛋白在 56℃凝固,100℃溶解的特性。

2.对-甲苯磺酸法

基于对-甲苯磺酸能沉淀 BJP,而不与清蛋白和球蛋白起反应的原理而测定。

3.乙酸纤维素膜电泳和 SDS-PAGE 电泳

基于蛋白电泳分离的检测原理。

4.免疫方法

免疫电泳(IEP)和免疫固定电泳(IFE),均基于区带电泳原理和特异性抗原抗体反应原理。

(二)操作步骤

热沉淀-溶解法:根据本周蛋白的凝溶特性而操作,详见实验指导。

(三)方法评价

检测尿游离 LC 最佳方法是电泳法和免疫固定电泳法,可以判断出 LC 是 κ(型还是 λ 型或两者均存在。

(四)质量控制

1.检测前

使用新鲜尿液标本,尿液浑浊时需离心取上清液。使用热沉淀,溶解法时,若遇蛋白尿,须先用加热乙酸法沉淀普通蛋白质,然后趁热过滤,取上清液检查。使用电泳法,需预先浓缩尿液 10～50 倍。

2.检测中

凝溶法应严格控制 pH 值在 4.5～5.5 范围,最适 pH 值 4.9±0.1。电泳法操作时,需同时检测患者及健康人,以正确判断区带位置。

3.检测后

肌红蛋白、溶菌酶、游离重链等也可出现类似于 M 蛋白的区带,因此,当乙酸纤维素膜上出现波峰或怀疑有相关疾病时,应进行免疫电泳。

(五)参考区间

阴性。

(六)临床意义

尿 BJP 检测主要用于多发性骨髓瘤(MM)、原发性淀粉样变性、巨球蛋白血症及其他恶性淋巴增殖性疾病的诊断和鉴别诊断。①MM:99％患者在诊断时有血清 M-蛋白或尿 M-蛋白,早期尿 BJP 可呈间歇性排出,50％患者大于 4g/24h。②巨球蛋白血症:80％患者尿中有单克隆轻链。③原发性淀粉样变性:80％～90％患者血清或浓缩尿中发现单克隆免疫球蛋白轻链。④其他:2/3u 重链病患者尿中有 BJP。

第四章　粪便检验

粪便是食物在体内被消化吸收营养成分后剩余的产物。粪便主要成分有：①未被消化的食物残渣，如淀粉颗粒、肉类纤维、植物细胞、纤维等。②已经被消化但未被吸收的食糜。③消化道分泌物，如酶、胆色素、黏液和无机盐等。④食物分解产物，如靛基质、粪臭素等。⑤肠道脱落的上皮细胞。⑥细菌等。粪便检验包括理学、化学和显微镜检查。粪便检验对下消化道炎症、出血鉴别、寄生虫感染、肿瘤筛查、胃肠道吸收与消化功能和黄疸的鉴别都有重要价值。

第一节　粪便标本采集与处理

粪便标本的采集直接影响检验结果的准确性，采集时应根据不同的检验项目分别采取不同的采集方法。

一、标本采集

1.采集容器

应使用一次性无吸水性、无渗漏、有盖，无污染物干净容器，容器大小应适宜；细菌培养标本容器应无菌；容器上标志要明显。

2.常规标本

一般常规检查包括外观和显微镜检查，应取新鲜标本，选择含有异常成分的粪便，如黏液或脓血等病理成分；外观无异常的粪便必须从表面、深处及粪端多处取材，取3～5g粪便送检。

3.寄生虫检查标本

送检时间一般不宜超过24小时，如检查肠道原虫滋养体，应立即检查。寄生虫检查采集粪便标本的要求见表4-1。

4.化学法隐血试验

应于试验前3天禁食肉类、动物血和某些蔬菜等食物，并禁服铁剂及维生素C等可干扰试验的药物。

表4-1　寄生虫检查粪便标本采集要求

项目	评价
阿米巴滋养体	从粪便脓血和稀软部分取材，立即送检；运送及检查时均需保温，保持滋养体活力以利检出
血吸虫孵化毛蚴	标本至少30g，必要时取全份标本送检；如查寄生虫虫体及做虫卵计数时，应采集24小时粪便

项目	评价
蛲虫卵	用浸泡生理盐水棉签或透明薄膜拭子于晨排便前,自肛门皱襞处拭取粪便送检
连续送检	原虫和某些蠕虫有周期性排卵现象,未查到寄生虫和虫卵时,应连续送检 3 天,以免漏诊

5.脂肪定量试验

先定量服食脂肪膳食,每天 50～150g,连续 6 天,从第 3 天起开始收集 72 小时内的粪便,将收集的标本混合称量,从中取出 60g 左右送检。如用简易法,可在正常膳食情况下收集 24 小时标本,混合后称量,从中取出 60g 粪便送检。

6.粪胆原定量试验

应连续收集 3 天粪便,每天混匀秤重,取约 20g 送检。

7.其他

无粪便排出而又必须检验时,可经直肠指诊或采便管拭取标本。

二、标本检查后处理

粪便检验后应将粪便和纸类或塑料等容器投入焚化炉中烧毁;搪瓷容器、载玻片等应浸泡于消毒液中(如 0.5％过氧化乙酸或苯扎溴铵等)24 小时后弃消毒液,再煮沸后流水冲洗、晾干或烘干备用。

三、标本采集与转运质量控制

1.标本要求

粪便检验标本采集及送检正确与否,直接影响检验结果的准确性。应根据检验目的选择最有价值的标本,如含脓血、黏液或色泽异常的标本送检。选择合适采集寄生虫和虫卵检查的标本,送检量尽量多,避免因标本量不足而漏检。寄生虫卵检查应尽量用浓集检查法。便盆或坐厕中的粪便常混有尿液、消毒剂及污水等,可破坏粪便的有形成分;灌肠或服油类泻剂的粪便常因过稀且混有油滴等,影响检验结果,不适宜做检验标本。

2.送检时间

肠内原虫滋养体,应立即检查,冬天应保温送检;一般常规检查不应超过 1 小时送检,寄生虫和虫卵检查不宜超过 24 小时。

3.患者准备

检测前应告知患者停用影响检验结果的药物和食物。

第二节　粪便理学检验

一、量

健康人粪便量与进食食物种类、食量及消化器官的功能状态有关。进食细粮及肉食者,粪便细腻而量少;进食粗粮或多食蔬菜者,因粪便纤维含量高而粪便量多。一般健康成人排便次数可隔天 1 次至每天 2 次,多数为每天 1 次,每次排便量为 $100\sim250g$(干重 $25\sim50g$)。当胃肠、胰腺有炎症或功能紊乱时,粪便量和排便次数均有不同程度增加。

二、颜色

健康成人粪便因含粪胆素而呈黄褐色;婴儿粪便因含胆绿素未转变成胆红素而呈黄绿色或金黄色糊状。粪便颜色变化的临床意义见表 4-2。

表 4-2 粪便颜色变化临床意义

颜色	临床意义
淡黄色	乳儿便;服用大黄、山道年
绿色	食大量绿色蔬菜;甘汞,乳儿肠炎,胆绿素
白色、灰白色	服用硫酸钡、金霉素、胆道阻塞、阻塞性黄疸、胰腺病
红色	食番茄、西瓜等;直肠癌、肛裂、痔疮出血
果酱色	食用大量咖啡、巧克力,阿米巴痢疾、肠套叠
黑色(柏油色)	上消化道大量出血

三、性状

健康成人的粪便为成形便,条带状。病理情况下其性状发生变化,其性状、硬度常与进食的食物种类有关。其变化关系和临床意义见表 4-3。

表 4-3 粪便性状变化临床意义

性状	临床意义
细条状、扁片状	结肠紧张亢进、直肠和肛门狭窄或有肿物
粗棒状或球状便	便秘、进食入矿物油、患儿(可能为巨结肠症)
白色黏液便	肠壁受刺激、直肠炎、肠痉挛
脓血便	细菌性痢疾、阿米巴痢疾、急性血吸虫病、结肠癌、慢性溃疡性结肠炎、肠结核等
鲜血便	结肠癌、直肠息肉、肛裂及痔疮等
溏便	消化不良、慢性胃炎、胃窦潴留等
胨状便	过敏性肠炎及慢性菌痢
糊状稀汁样便	假膜性肠炎、隐孢子虫感染
米泔样便	霍乱、副霍乱
乳凝块	脂肪或酪蛋白消化不全,婴儿消化不良、婴儿腹泻

四、寄生虫

粪便中如存在虫体较大的肠道寄生蠕虫如蛔虫、蛲虫、绦虫等或其片段时,肉眼即可分辨;钩虫虫体,须粪便筛洗后能见。

第三节 粪便化学检验

粪便的化学检查有酸碱度反应、隐血试验、胆色素和脂肪测定等。其中隐血试验最具有重要的临床应用价值。

一、粪便隐血试验

上消化道出血量小于 5ml,粪便中无可见的血液,且红细胞破坏,显微镜检查也未见红细胞,而需用化学法、免疫法等才能证实的出血,称为隐血,检查粪便隐血的试验称为粪便隐血试验(FOBT)。

(一)检测原理

1.化学法(邻联甲苯胺法)

血红蛋白中的亚铁血红素有类似过氧化物酶的活性,催化氧化底物邻联甲苯胺脱氢为显蓝色的邻甲偶氮苯。

2.免疫学方法

免疫学方法较多,如免疫单向扩散法、对流免疫电泳、酶联免疫吸附试验、免疫斑点法、胶乳免疫化学凝聚法、放射免疫扩散法、反向间接血凝法等。目前,国内外多采用单克隆抗体免疫胶体金法,其原理是胶体金是由氯化金和枸橼酸合成的胶体物质,呈紫红色。胶体金与羊抗人血红蛋白单克隆抗体(羊抗人 Hb 单抗)和鼠 IgG 吸附在特制的乙酸纤维膜上,形成一种有标记抗体的胶体金物质,再在试带的上端涂上包被羊抗人 Hb 多抗和羊抗鼠 IgG 抗体。检测时,将试带浸入粪悬液中,悬液通过层析作用,沿着试带上行。如粪便中含有 Hb,在上行过程中与胶体金标记羊抗人 Hb 单抗结合,待行至羊抗人 Hb 多抗体线时,形成金标记抗人 Hb 单抗。粪 Hb-羊抗人 Hb 多抗复合物,在试带上显现一条紫红色线(被检测标本阳性);试带上无关的金标记鼠 IgG 随粪悬液上行至羊抗鼠 IgG 处时,与之结合形成另一条紫红色线,为试剂质控对照线(阴性对照线)。

(二)操作步骤

1.化学法

①取洁净竹签取少许粪便于白瓷板或玻片上。②加入显色剂溶液 2～3 滴。③再加 1mmol/L 过氧化氢溶液 2～3 滴,混匀后立即观察结果。

2.胶体金法

①取洁净小试管 1 支加入 0.5ml 蒸馏水。②加入粪便 50～100mg 调成混悬液。③将试带反应端浸入混悬液中,5 分钟内观察试带上有无颜色变化。

(三)方法评价

各种粪便隐血试验均有其自身优点和不足。目前,国内外尚无统一公认的标准化方法。美国胃肠病学学会推荐愈创木酯化学法或免疫法。

1.化学法

为常用方法。化学法虽有多种色原性反应底物,但基本检测原理相似。常用的有邻联甲

85

苯胺法、愈创木酯法等,传统使用的化学试验已经被目前的试带法所替代,使检测更加便捷。

（1）灵敏度和特异性：灵敏度与试剂类型、粪便血红蛋白浓度、过氧化物酶浓度及显色物质有关。粪便隐血试验化学法的方法学评价见表4-4。

表4-4 粪便隐血试验化学法的方法学评价

方法	特点	评价
邻联甲苯胺法	高灵敏度、假阳性高	Hb 0.2～1.0mg/L 即可检出,消化道有 1～5ml 出血就可检出。灵敏度过高方法,粪便有微量血液即呈阳性反应,故高灵敏度试验阴性时,即确认隐血为阴性
氨基比林法	中灵敏度、中特异性	Hb 1～5mg/L 即可检出,消化道有 5～10ml 出血即为阳性
愈创木酯法	低灵敏度、高特异性	Hb 6～10mg/L 可检出(此时消化道出血可达 20ml);受食物、药物影响因素少,假阳性低,故如低灵敏度试验阳性时,即确定为隐血为阳性

为了减少粪便隐血假阳性和假阴性,一般宜采用中度灵敏度的方法;但也有建议联合使用灵敏度高和灵敏度低两种隐血试验方法。邻联甲苯胺法为 1983 年中华医学会全国临床检验方法学学术会推荐的方法。试带法虽然使用方便,但试剂不稳定、特异性较低。

（2）干扰因素：粪便隐血试验化学法的干扰因素与评价见表4-5。

表4-5 粪便隐血试验化学法的干扰因素与评价

因素	评价
标本因素	①假阴性:因粪便标本陈旧灵敏度而减低,血液在肠道停留过久,血红蛋白被细菌降解,血红素消失;②假阳性:粪便隐血来源于非消化道如齿龈出血、鼻出血、月经血等
食物因素	假阳性见于含血红蛋白的动物血,如鱼、肉、肝脏,含过氧化物酶的叶绿素新鲜蔬菜
药物因素	①假阳性:使用铁剂、铋剂,引起胃肠道出血药物如阿司匹林、皮质固醇、非类固醇抗炎药、引起肠炎药物、秋水仙素、萝芙木碱中药;②假阴性:服大量维生素 C 或其他具有还原作用药物
器材和试剂	①假阳性:器材污染铜离子、铁离子、消毒剂、溴、铁、硼酸、过氧化物酶;②假阴性:过氧化氢浓度低或过氧化氢失效,试剂保存温度和湿度不当如冰冻、受光、受热和受潮等可失效
操作过程	假阴性见于试验反应时间不足、显色判断不准。试验前在标本中加水减低灵敏度,而实际上同时增高了假阳性

2.免疫学方法

免疫学方法较多,以免疫胶体金法的优点较多:胶体金性质稳定,并能呈色;胶体金与单克隆抗体结合稳定性好,可定性和半定量测定,判断结果准确;灵敏度高,检测便捷、特异等。

（1）灵敏度和特异性

1）灵敏度：美国癌症学会认为免疫法在特异性和灵敏度上等于或好于愈创木酯法,不受食物因素影响,无须禁食。血红蛋白达到 200mg/L 或 0.03mg/g 粪便时就可呈阳性结果。

2)特异性:免疫学法不受动物血红蛋白和辣根过氧化酶等干扰,也不受新鲜蔬菜、铁剂、维生素 C 的干扰。

(2)干扰因素:粪便隐血试验免疫法干扰因素与评价见表 4-6。

表 4-6　粪便隐血试验免疫法的干扰因素与评价

因素	评价
生理因素	胃肠道每天排出血液 0.5～1.5ml/24h,个别可达 3ml/24h,长跑运动员平均可达 4ml/24h。服用阿司匹林 2.5g,即可引起消化道出血 2～5ml/24h,免疫学检查法粪隐血可呈阳性
标本因素	假阴性见于消化道大量出血,粪便血红蛋白浓度过高,即抗原过剩时,此为后带现象。假阴性还可见于上消化道出血,如血红蛋白经过肠道消化酶降解变性,丧失原有免疫原性或单克隆抗体与粪便血红蛋白抗原不匹配
食物因素	各种动物血红蛋白(500mg/L)、辣根过氧化物酶(200mg/L)对免疫法无干扰,故不必限制饮食
药物因素	单克隆抗体胶体金法具有特异性强、灵敏度高、检测简便等优点;但健康人或某些患者服用刺激胃肠道药物后可造成假阳性
器材和试剂	试剂盒保存不当、失效等出现假阴性
操作过程	直接使用低温保存(15℃以下)的标本试验,可出现假阴性结果

3.其他方法

(1)血红蛋白荧光测定:采用卟啉荧光血红蛋白定量试验(HQT),以热草酸为试剂,使血红素为原卟啉进行荧光检测,除可测定粪便中未降解的血红蛋白外,还可测定血红素衍化物卟啉,克服了化学法和免疫法受血红蛋白降解而影响检测结果的缺点,对上、下消化道出血有同样的灵敏度(2mg/g 粪便),但仍受外源性血红素、卟啉类物质干扰,且方法较复杂(手工法需 90 分钟),而未能推广。灵敏度是愈创木酯法的 2 倍,但特异性减低。患者食用肉类和服用阿司匹林影响试验。

(2)放射性核素铬(^{51}Cr)法:用 ^{51}Cr 标记红细胞,可测定出血量,灵敏度高于化学法,检测隐血特异,不受外源性动物血红蛋白等影响,故无须限制饮食。因价格贵和放射因素,限制了广泛应用、不适宜对人群筛检。

(3)转铁蛋白(Tf)法:灵敏度达 2mg/L。单独或联合检测粪便隐血可作为消化道出血的有效标志。当胃肠道出血时,粪便中可出现大量的 Tf。Tf 抗菌能力强,稳定性高于 Hb。Tf 与粪便混悬液在 37℃孵育 4 小时后,抗原活性无明显变化,而 Hb 已丧失 65％抗原活性。可见,Tf 兼有证实肠道出血的特异性和对抗细菌分解的稳定性,是检测消化道出血的良好指标。联合检测 Tf 和 Hb,以均高于 Hb 10μg/g 粪便为临界值,则结肠癌阳性率为 94.4％,结肠息肉阳性率为 53.3％,上消化道出血为 55％;故联合检测 Tf 和 Hb,假阴性减低,有助于筛检早期大肠癌。

（4）HemeSelect 免疫法：运用反向被动血凝法原理，可检测完整的血红蛋白和球蛋白，主要用于检测结肠损害情况，但检测费用高。

近年来，一种灵敏度高于化学法而特异性并不减低的非隐血试验，检测结直肠癌患者粪便DNA 基因（如 APC、p53、K-ras 基因）突变的新方法已经进行临床研究。

（四）质量控制

1.检测前

如用化学法隐血试验，患者必须在试验前 3 天停止服用引起消化道出血的药物，如维生素C，禁食动物血、肉、鱼、肝脏和大量含过氧化物酶的蔬菜。因出血在粪便中分布不均匀，故应在粪便各部位取标本混匀后，1 小时内检查完毕。不宜采集直肠指检标本和便池中标本作粪便隐血试验。

2.检测中

强调规范（即按试剂盒说明书）操作，做好质量控制。如加热器材破坏过氧化物酶；做阴性和阳性质控对照试验；避免试剂因失效造成假阴性；判断过氧化氢试剂有效性，可将过氧化氢滴血片上，产生泡沫或滴加重铬酸钾硫酸液显褐色为有效，否则必须重新配制；保证试验反应温度。免疫单克隆抗体法，避免后带现象引起的假阴性，对明显柏油样标本而检测结果阴性的标本，应适当稀释标本后再检查。免疫胶体金法如果试剂条过期应弃用，未出现质控线也说明试带失效。

3.检测后

应及时与临床沟通，尤其是有些重要的检验报告，如粪便检出霍乱弧菌等，核实检验结果与疾病的符合率，如有不符，应分析检验前和检验中可能存在影响检验结果准确的因素。

（五）参考区间

阴性。

（六）临床意义

粪便隐血试验主要用于消化道出血、消化道肿瘤筛检和鉴别。

1.隐血试验阳性

见于消化道出血。药物致胃黏膜损伤[如服用阿司匹林、吲哚美辛（消炎痛）、糖皮质激素等]、肠结核、Crohn 病、胃病（胃溃疡、各种胃炎）、溃疡性结肠炎、结肠息肉、钩虫病、消化道恶性肿瘤等。

2.消化性溃疡与肿瘤出血的鉴别

隐血试验对消化道溃疡的阳性诊断率为 40%～70%，呈间断性阳性；治疗后，当粪便外观正常时，隐血试验阳性仍可持续 5～7 天，如_出血完全停止，隐血试验即可转阴。消化道恶性肿瘤阳性率早期为 20%，晚期可达 95%，且呈持续性阳性。

3.对消化道肿瘤（胃癌、大肠癌）

早期检查仍缺乏较好的手段，但临床研究证明，消化道肿瘤患者隐血试验阳性率平均为87%，所以粪便隐血检查具有十分重要的意义。美国临床生物化学学会关于 FOBT 临床应用循证评价时，强烈建议对 50 岁以上人群，进行 1 年 1 次或 2 年 1 次愈创木脂法 FOBT 筛检，因为 FOBT 简便、价廉、对患者无危害，且有 3 项大规模随机对照试验（循证证据水平 I～Ⅱ级）

显示可减少 15％～33％结直肠癌死亡率(注意,FOBT 不能减低结直肠癌发病率)。

二、粪便脂肪查

粪便脂肪检查可作为了解消化功能和胃肠道吸收功能的参考指标。粪便脂肪检查方法有显微镜检查法、称量法和滴定法等,或者测定患者血清中的胡萝卜素、维生素 A,间接了解脂肪的吸收情况。

(一)检测原理

1.称量法

将粪便标本经盐酸处理后,使结合脂肪酸变为游离脂肪酸,再用乙醚萃取中性脂肪及游离脂肪,经蒸发除去乙醚后,在分析天平上精确称其重量。

2.滴定法

将粪便中脂肪与氢氧化钾乙醇溶液一起煮沸皂化,冷却后加入过量的盐酸使脂皂变成脂酸,再以石油醚提取脂酸,取 1 份提取液蒸干,其残渣以中性乙醇溶解,以氢氧化钠滴定,计算总脂肪酸含量。

3.脂肪吸收率

脂肪定量也可计算脂肪吸收率,以估计消化吸收功能。在测定前 2～3 天给予脂肪含量为 100g 的标准膳食,自测定日起,仍继续给予标准膳食,连续 3 天收集 24 小时粪便做总脂测定,吸收率计算如下:

$$脂肪吸收率(\%)=\frac{膳食总量-粪便总量}{膳食总脂量}\times100\%$$

(二)质量控制

1.显微镜法

简单易行,但准确率低,只能作消化吸收不良的筛检试验,而不能作为诊断的依据。

2.称量法和滴定法

为定量法准确量化、客观,但代表的是总脂肪酸,不包含中性脂肪中的甘油部分。

(三)参考区间

成人粪便总脂量(以总脂肪酸计算):2～5g/24h,或为干粪便的 7.3％～27.6％;成人进食脂肪 50～150g/24h,排出量<7g,脂肪吸收率>95％。

(四)临床意义

粪便脂肪主要来自食物,少部分来自胃肠道分泌、细胞脱落和细菌代谢。粪便脂肪包括结合脂肪、游离脂肪酸和中性脂肪。病理情况下,因脂肪消化吸收能力减退时,粪总脂量大量增加,若 24 小时粪总脂量超过 6g,称脂肪泻。粪脂肪增加可见于:①胰腺疾病:慢性胰腺炎、胰腺癌、胰腺纤维囊性变等。②肝胆疾病:胆汁淤积性黄疸、胆汁分泌不足、病毒性肝炎、肝硬化等。⑧小肠病变:乳糜泻、Whipple 病、蛋白性肠病等。④其他:胃、十二指肠瘘,消化性溃疡等。

第五章　阴道分泌物检验

阴道分泌物是女性生殖系统分泌的液体,主要由阴道黏膜、宫颈腺体、前庭大腺及子宫内膜的分泌物混合而成,俗称白带。

在生理状态下,健康女性的阴道本身具有自净作用,可防御外界病原微生物的侵袭。正常阴道分泌物应呈弱酸性,阴道乳酸杆菌较多,鳞状上皮较多,而白细胞或脓细胞较少,球菌较少见到。当上述这种自然的防御机制受到破坏后,病原菌即可趁机而入,从而引起阴道炎症。阴道分泌物的检查常用于雌激素水平的判断和女性生殖系统炎症、肿瘤的诊断及性传播疾病的检查。

第一节　标本采集和处理

阴道分泌物由妇产科医师采集。根据不同的检查目的可自不同部位取材。一般采用消毒刮板、吸管、棉拭子自阴道深部或穹窿后部、宫颈管口等部位采集分泌物,浸入盛有生理盐水 1～2ml 的试管内,立即送检。分泌物制成生理盐水涂片,以 95％乙醇固定,经吉姆萨、革兰或巴氏染色,进行病原微生物和肿瘤细胞筛查。

标本采集前,患者应停用干扰检查的药物;月经期间不宜进行阴道分泌物检查;检查前 24 小时内禁止盆浴、性交、局部用药及阴道灌洗等。标本采集容器和器材应清洁干燥,不含任何化学药品或润滑剂。采集用于细菌学检查标本,应无菌操作。标本采集后要防止污染。检查滴虫时,应注意标本保温(37℃),立即送检。

第二节　阴道分泌物检验

一、理学检查

正常阴道分泌物为白色稀糊状、无气味、量多少不等,其性状与生殖器充血情况及雌激素水平高低有关。①临近排卵期,白带清澈透明,稀薄似蛋清,量多。②排卵期 2～3 天后,混浊黏稠,量减少。③行经前,量又增加。④妊娠期,量较多。⑤绝经期后,阴道分泌物减少,因雌激素减少、生殖器官腺体减少所致。

(一)检测原理

通过理学方法对新鲜阴道分泌物进行检查,观察其颜色与性状,检测其 pH 值。

(二)操作步骤

(1)肉眼仔细观察阴道分泌物的颜色和性状,颜色以无色、红色、黄色或黄绿色等表示,并报告;性状以透明黏性、脓性、血性、水样、奶油状或豆腐渣样等表示,并报告。

(2)用 pH 值试纸检测阴道分泌物的酸碱度,记录其 pH 值,并报告。

(三)参考区间

无色稀稠状;pH 值 4.0～4.5。

(四)临床意义

1.大量无色透明黏性白带

常见于应用雌激素药物后和卵巢颗粒细胞瘤时。

2.脓性白带

①黄色或黄绿色,味臭,多见于滴虫或化脓性感染。②泡沫状脓性白带,常见于滴虫性阴道炎。③还见于慢性宫颈炎、老年性阴道炎、幼儿阴道炎、阿米巴性阴道炎、子宫内膜炎、宫腔积脓及阴道异物引发的感染。

3.豆腐渣样白带

是真菌性阴道炎的特征,患者常伴外阴瘙痒。

4.血性白带

白带带血、血量不等、有特殊臭味,可见于宫颈息肉、子宫黏膜下肌瘤、老年性阴道炎、慢性重度宫颈炎、阿米巴性阴道炎、恶性肿瘤及使用宫内节育器的不良反应等。中老年女性患者,尤应警惕恶性肿瘤。

5.黄色水样白带

是病变组织变性坏死所致。常见于子宫黏膜下肌瘤、宫颈癌、宫体癌,输卵管癌等。

6.灰白色奶油样白带

黏稠度很低,稀薄均匀,见于阴道加德纳菌感染。

二、显微镜检查

(一)检查原理

1.湿片法

应用显微镜对阴道分泌物湿片进行检查,观察其清洁度和有无阴道毛滴虫、真菌。

2.染色法

进行革兰染色,显微镜下观察有无阴道加德纳菌、乳酸杆菌、淋病奈瑟菌等。

(二)操作步骤

1.清洁度检查

(1)制备涂片:取阴道分泌物适量,滴加 1 滴生理盐水,制备涂片,加盖玻片。

(2)阴道清洁度检查:低倍镜观察整个涂片的细胞等有形成分的分布情况,再用高倍镜检查,根据上皮细胞、白细胞(或脓细胞)、杆菌、球菌的数量,按照阴道分泌物清洁度判断标准见表 5-1,来判断阴道分泌物清洁度,并以"Ⅰ～Ⅳ"方式报告结果。

表 5-1　阴道分泌物清洁度判断标准

清洁度	杆菌	球菌	白细胞或脓细胞(个/HPF)	上皮细胞
Ⅰ	多	—	0～5	满视野
Ⅱ	中	少	5～15	1/2 视野
Ⅲ	少	多	15～30	少量
Ⅳ	—	大量	>30	—

2.滴虫检查

若低倍镜观察发现有比白细胞大 2 倍左右的活动小体,再用高倍镜观察。滴虫形态多为顶端宽尾尖细的倒置梨形,未染色时为透明白色小体,且虫体顶端有 4 根前鞭毛,后端有一根后轴柱,体侧有波动膜。虫体的前 1/3 处,有一个椭圆形的泡状核,虫体借助前端四根鞭毛的摆动及波动膜的扑动作螺旋式运动。以"未找到滴虫"或"找到滴虫"报告结果。

3.真菌检查

在检查清洁度和滴虫后,于阴道分泌物涂片上加 1 滴 2.5mol/L KOH 溶液,混匀,加盖玻片。先用低倍镜观察,若发现有菌丝样物,再换高倍镜仔细观察。镜下确定为菌丝和(或)孢子(有时可不见孢子)者,则为真菌。以"未找到真菌"或"找到真菌"报告结果。

4.线索细胞检查

阴道鳞状上皮细胞黏附了大量加德纳菌及其他短小杆菌而形成巨大的细胞团,上皮细胞表面毛糙,有斑点和大量细小颗粒,此即为线索细胞。

检查清洁度时,高倍镜下观察有无线索细胞,若查见应报告结果。

5.其他微生物检查

取阴道分泌物涂片,作革兰染色,低倍镜观察整个涂片的染色情况,再用高倍镜、油镜检查。①乳酸杆菌:为革兰染色阳性大杆菌,粗短或细长,呈单根、链状或栅状排列;②阴道加德纳菌:为革兰染色阴性或阳性的球杆菌,呈单个或成双排列;③淋病奈瑟菌:为革兰染色阴性双球菌,肾形或咖啡豆状,凹面相对。

(三)方法评价

临床常用湿片法,便捷易行,但阳性率较低,重复性较差,易漏检。

(四)质量控制

1.检验前

载玻片必须干净,生理盐水要新鲜。标本新鲜,防止污染。

2.检验中

注意及时检查,涂片应均匀平铺,不能聚集成滴状;先用低倍镜观察全片,选择薄厚适宜的区域,再用高倍镜检查;观察标准和报告方式应一致,避免漏检。冬季进行滴虫检查时应注意保温。

3.检验后

对可疑或与临床诊断不符的标本应进行复查,湿片检查阴性时,必要时应行 Gram 或 Wright 染色,一次阴性不能排除诊断。

(五)参考区间

正常清洁度 Ⅰ～Ⅱ度,无滴虫,不见或偶见真菌,乳酸杆菌为 6～30 个/HPF 或大于 30 个/

HPF,无致病菌和特殊细胞。

(六)临床意义

育龄期妇女阴道清洁度与女性激素的周期变化特点有关。排卵前期,雌激素逐渐增高,阴道上皮增生,糖原增多,乳酸杆菌随之繁殖,pH 值下降,杂菌消失,阴道趋于清洁。当卵巢功能不足(如经前及绝经期后)或病原体侵袭时,可出现与排卵前期相反的情况,阴道易感染杂菌,导致阴道不清洁,故阴道清洁度的最佳判定时间应为排卵期。

Ⅲ级:提示炎症,如阴道炎、宫颈炎。Ⅳ级:多见于严重阴道炎,如滴虫性阴道炎、淋菌性阴道炎等。但在细菌性阴道炎时,仅为乳酸杆菌的减少、杂菌的增多,而白细胞不多,上皮细胞却增多,故不能仅用阴道清洁度作为判断是否存在感染的唯一标准,还应该根据不同疾病的诊断标准和检查结果进行综合分析。如果怀疑下列情况可结合其他病原学检查以确诊。

1.滴虫性阴道炎

多用直接涂片法检查阴道毛滴虫,即用生理盐水悬滴法置于高倍镜下观察;也可以作 Wright 或革兰染色检查,用油镜观察虫体结构,可提高检出率;也可以采用培养法和免疫学方法检查,如胶乳凝集试验、单克隆抗体检测、酶联免疫吸附法和多克隆抗体乳胶凝集法等。

2.加德纳菌阴道炎

正常时阴道内不见或见少许阴道加德纳菌(GV)。计算乳酸杆菌和加德纳菌的数量变化,可作为细菌性阴道炎诊断的参考。正常时,乳酸杆菌 6～30 个/HPF 或大于 30 个/HPF;细菌性阴道炎时,加德纳菌和厌氧菌增加,而乳酸杆菌减少。非细菌性阴道炎时,乳酸杆菌大于 5 个/HPF,仅见少许加德纳菌;细菌性阴道炎时,乳酸杆菌小于 5 个/HPF 或无乳酸杆菌,但可见到大量加德纳菌以及其他细小的革兰阳性或阴性细菌。

细菌性阴道病(BV)主要由加德纳菌、各种厌氧菌及支原体等引起的混合感染。其临床诊断标准为:①阴道分泌物稀薄均匀。②分泌物 pH 值大于 4.5。③胺试验阳性。④线索细胞,在阴道分泌物中见到线索细胞是诊断加德纳菌性阴道炎重要指标之一。凡有线索细胞再加上述其他 2 条,诊断即成立。

3.淋球菌阴道炎

淋病奈瑟菌检查方法有:①涂片革兰染色法:方法便捷,但病情较轻者,涂片中淋球菌较少,形态不典型,又位于细胞之外时,则往往难以下结论。另外,必须从形态上与其他革兰阴性双球菌鉴别。②培养法:对于涂片检查阴性而可疑患者,可做淋球菌培养。③淋球菌直接协同凝集反应:便捷而特异性高。④聚合酶链反应(PCR)法:可检测到微量淋球菌的 DNA,灵敏度较高,但要防止污染。⑤直接荧光抗体染色法:便捷且死菌也可呈阳性。⑥其他:淋球菌 DNA 探针、RNA 探针和菌毛探针等。目前,还有各种敏感性强、特异性高、简便快速的非放射性标记的检测系统,已成为淋球菌及其抗药性检查的重要方法。

4.真菌性阴道炎

真菌性阴道炎可通过性交传染。真菌性阴道炎白带呈凝乳状或呈"豆腐渣"样。诊断真菌性阴道炎以找到真菌为依据。可采用湿片直接做阴道分泌物涂片检查,或染色法、培养法检查。

第六章　精液检验

精液主要为水分,约占 90%,其余为有形成分,包括精子和生殖管道脱落的少量上皮细胞、白细胞及未成熟生精细胞。精子产生于睾丸,在附睾内发育成熟,为男性生殖细胞,占精液的 5% 左右。精浆由男性附属性腺,如精囊、前列腺、尿道球腺和尿道旁腺等分泌的混合液组成(表 6-1),是输送精子必需的介质,并为精子的存活和运动提供必需的营养物质和能量。精液的化学成分很复杂,主要包括蛋白质(清蛋白、纤维蛋白原、免疫球蛋白、α_2 巨球蛋白等)、酶(酸性磷酸酶、蛋白酶、乳酸脱氢酶-X、纤溶酶、枸橼酸酶等)、微量元素(镁、钙、铁、铜、锌等)及激素、果糖和枸橼酸等。

表 6-1　精浆的组成及作用

组成	含量(%)	性状与成分	作用
精囊液	50～80	碱性胶冻状,主要含蛋白质、果糖、凝固酶	果糖供给精子能量,蛋白质和凝固酶使精液成胶冻状
前列腺液	15～30	酸性乳白色,主要含酸性磷酸酶、纤溶酶	纤溶酶能使精液液化
尿道球腺液	2～3	清亮液体	润滑和清洁尿道作用
尿道旁腺液	2～3	清亮液体	润滑和清洁尿道作用

精液检验主要应用于:①评价男性生育功能,提供不育症的诊断和疗效观察依据。②男性生殖系统疾病的辅助诊断及疗效判断。③输精管结扎术后的效果观察。④为体外授精和精子库筛选优质精子。⑤为法医学鉴定提供依据。

第一节　精液标本采集与处理

一、标本采集

1.采集方法

精液标本采集方法有:手淫法、电按摩法、安全套法和性交中断法(表 6-2)。

2.操作步骤

手淫法:①采集:由患者手淫排精,将一次排出的全部精液收入干净的容器内。精液若用于细菌培养需无菌操作。②标记:容器加盖、标明采集日期和时间。③保温、送检:立即于 20～40℃ 条件下保温,并在 1 小时内送检。

3.方法评价

精液检验结果与精液标本采集方法密切相关,不同采集方法评价见表6-2。

表 6-2　精液标本采集方法及评价

方法	评价
手淫法	由患者手淫排出全部精液,可采集到完整的精液并不易被污染;但部分患者不能采集到精液;是标准和常规的采集方法
电按摩法	通过高频振荡刺激阴茎头部使精液排出;刺激性较强,在手淫法采集不成功时可采用;需要特殊器材
安全套法	需要夫妇双方配合,方法易行,但必须使用专用安全套;普通安全套内含有的物质可杀灭精子,不利于精子功能的检验;另外,精液可黏附在安全套上使精液量损失;不提倡采用
性交中断法	需要夫妇双方配合;因容易丢失精子密度最高的初始精液、标本易被污染、阴道酸性环境可造成精子活动力降低等,仅适用于手淫法或电按摩法采集不成功者,一般不采用

4.质量控制

(1)检查前应向患者解释精液标本采集和送检方法、禁欲时间(2～5 天)、排尿等的说明。标本采集前应至少禁欲 48 小时,但不超过 7 天。一般情况下,30 岁以下禁欲 2～3 天,30～40 岁禁欲 3～5 天,40 岁以上禁欲 5～7 天,需连续 2～3 次检查的,2 次之间一般应间隔 1～2 周,但不超过 3 周。

(2)标本采集室最好在实验室附近,室温控制在 20～35℃。

(3)推荐用手淫法采集精液标本。应收集排出的全部精液。

(4)标本容器应洁净、干燥,必须注明患者姓名和(或)识别号(条码)、采集日期和时间,并记录禁欲时间。不能用安全套作为容器,以免影响精子活动力。

(5)采集的精液若同时用于微生物培养,必须无菌操作。

(6)采集后需在 1 小时内送检。冬季标本应于 20～40℃保温送检。

二、标本处理

精液样本可能含有害的病原体(如乙肝病毒、HIV),应作为生物污染物处理。与精液或其他生物样本接触的工作台和非一次性试管均应消毒或灭菌。必须采取下述步骤进行。

1.完成每日检验后处理

(1)用消毒剂清洁工作台,如 0.1%(1g/L)的次氯酸钠或类似的消毒剂,至少消毒 1 小时(或是直至次日),然后用水洗净消毒剂。

(2)用 0.1%(1g/L)的次氯酸钠或类似的消毒剂浸洗各空槽和盖玻片或载玻片整晚,次日用水冲净消毒剂。

2.对有溢出的处理

(1)如果样本容器外表面有污染,用消毒剂清洗,如 0.1%(1g/L)的次氯酸钠或类似的消毒剂均可,之后用水冲洗;

（2）如有溢出发生，用 0.1％（1g/L）的次氯酸钠或类似的消毒剂迅速清洗工作台，消毒 4 小时，之后用水冲净消毒剂。

3.如有必要可通过下述方式处理精液中含有 HIV 的收集管

（1）干燥加热灭菌需以 170℃（340℉）灭活至少 2 小时。加热前需加盖，处理前需要先冷却；

（2）蒸汽灭菌（高压灭菌）需在至少 101kPa（15psi 或一个大气压）下以 121℃（250℉）灭活 20 分钟以上；

（3）持续煮沸 20～30 分钟。

第二节　精液理学检验

精液理学检验主要包括精液外观、量、凝固及液化时间、黏稠度、酸碱度等。

一、外观

1.检测原理

采集一次性排出的全部精液，通过肉眼观察其自行液化前、后的颜色与透明度，并分别记录和报告。

2.操作步骤

①取刚排出的精液，移入透明玻璃容器。肉眼观察其颜色与透明度，记录并报告结果。②待精液自行液化后，肉眼观察其颜色与透明度，记录，并报告结果。

3.质量控制

①应在光线明亮处观察精液颜色与透明度。②报告时，颜色以灰白色、乳白色、淡黄色、黄色、棕色、鲜红色或暗红色等报告；透明度以透明、半透明或不透明报告。

4.参考区间

灰白色或乳白色，不透明。

5.临床意义

健康人刚排出的精液呈灰白色或乳白色，不透明。精液放置一段时间自行液化后呈半透明稍有混浊。久未排精者的精液可略显浅黄色。黄色或棕色脓性精液，见于精囊炎或前列腺炎。鲜红或暗红色并伴有大量红细胞者为血精，见于精囊腺和前列腺炎症、结核、结石或肿瘤。

二、量

1.检测原理

待精液完全液化后，采用刻度试管或小量筒测定全部精液量；若采用一次性有刻度的精液专用采样管可直接读取精液量，以毫升（ml）报告。

2.操作步骤

（1）直接测量法：取完全液化后的全部精液，移入刻度试管或小量筒测定其体积。记录精液毫升数，并报告。

（2）称重法：用事先称重的一次性清洁容器收集样本，给装有样本的容器称重后减去容器的重量。根据样本重量计算体积,一般假定精液密度为 1g/ml(范围:1.043～1.102g/ml)。

3.方法评价

临床常用刻度试管或小量筒测量精液,但无法保证标本不损失,会低估精液量。用精液专用采样管可直接读取精液量,测定可靠,但使用不便。称重法的优点在于没有造成任何精液的丢失,测量结果比较精准。但精液的密度并非一恒定值,变化范围在 1.043～1.102g/ml,故此法结果也会有轻微误差。

4.质量控制

①应注意精液标本采集及处理的质量控制,尤其是精液的一次排出量与排精间隔时间有关,应加以考虑。②应待精液完全液化后,测量全部精液。③不推荐用移液器或是注射器从标本容器中吸取样本然后注入量筒中测量体积,因该方式无法保证不损失样本,而会导致对体积的低估,损失量为 0.3～0.9ml。④采用称重法,空样本容器可能具有不同的重量,所以每一容器必须提前分别称重。用不褪色标记笔在容器上标明或粘贴标签标识其重量(应在称重前即粘贴标签)。

5.参考区间

一次排精量 2～6ml。

6.临床意义

精液是精子活动的介质,可为精子提供养分和能量、中和阴道酸性分泌物,以保护精子活动力,利于精子通过阴道进入子宫和输卵管。精液过少可造成精子生存环境缺陷,精液过多则精子可被稀释而相对减少,均不利于生育。精液量的变化可分为精液减少、无精液症和精液增多症,其临床意义见表 6-3。

表 6-3　精液量的变化与临床意义

变化	临床意义
精液减少	若 5～7 天未排精,精液量少于 1.5ml;排除人为因素,如采集时部分精液丢失或禁欲时间过短等,病理性减少见于雄激素分泌不足、附属性腺感染等
无精液症	禁欲 3 天后精液量少于 0.5ml 或减少到数滴甚至排不出时,见于生殖系统的特异性感染如淋病、结核及非特异性炎症等;逆行射精时有射精动作但无精液排出(逆行射入膀胱)
精液增多症	精液量超过 6.0ml,常见于附属腺功能亢进,如垂体促性腺激素分泌亢进,雄性激素水平过高所致;也可见于禁欲时间过长者

三、凝固及液化

健康人精液排出后,很快呈胶冻状,即精液凝固。精液由胶冻状转变为流动状液体即液化,所需时间即精液液化时间。

1.检测原理

精液标本采集后立即观察其是否凝固,然后置于 37℃ 水浴中,每 5 分钟观察一次,记录精液从凝固至完全液化的时间。

2. 操作步骤

(1) 滴管法:将全部精液置于37℃水浴中,每5~10分钟用口径较细的滴管吸取精液,待精液很容易被吸取且未见未完全液化的精液条索,记录时间。

(2) 肉眼观察法:将盛精液的容器置于37℃水浴中,每5~10分钟倾斜容器进行观察,直至精液由胶冻状变为流动状液体,记录时间。

(3) 尼龙网袋法:取精液1ml,倒入孔径为37μm的尼龙网袋中,将袋置于37℃保温的带刻度烧杯内,每5~10分钟将袋提起,当测量瓶中精液的体积为1ml时,记录时间。

3. 方法评价

滴管法和肉眼观察法操作简便、实用,临床常用,但结果判断受检验者主观因素影响较大,准确性和重复性有限。尼龙网袋法的结果判断客观,准确性和重复性好,但操作较复杂,临床应用较少。

4. 质量控制

①精液采集后应立即送检,收到标本后应立即观察标本液化时间。②标本应全程置于20~40℃(最佳37℃)保温。正常液化精液可含有不液化的胶冻状颗粒。

5. 参考区间

精液排出后立即形成典型的半透明凝块,液化时间<60分钟。

6. 临床意义

①精液凝固障碍:见于精囊腺炎或输精管缺陷等,精囊腺炎时,因蛋白质分泌减少引起精液凝固障碍。②液化不完全:见于前列腺炎,因前列腺分泌纤溶酶减少所致,可抑制精子活动力,影响生育能力。精液液化缓慢,超过1小时或数小时不液化称精液迟缓液化症。

四、黏稠度

精液黏稠度是指精液完全液化后的黏度。

1. 检测原理

精液完全液化后,采用玻璃棒挑起或滴管滴落方法观察其黏丝长度。

2. 操作步骤

(1) 玻棒法:将玻棒插入完全液化的精液,提拉玻棒,观察拉起的黏丝及其长度。该法精液黏稠度的分级与评价见表6-4。

表 6-4 玻棒法精液黏稠度的分级与评价

分级	评价
Ⅰ级	30分钟精液基本液化,玻棒提拉精液呈丝状黏稠丝
Ⅱ级	60分钟精液不液化,玻棒提拉可见粗大黏稠丝,涂片有较明显黏稠感
Ⅲ级	24小时精液不液化,难以用玻棒提拉起精液,黏稠性很高,涂片困难

(2) 滴管法:用Pasteur滴管吸入完全液化的精液,观察精液依靠重力滴落情况及其拉丝长度。

3. 方法评价

玻棒法和滴管法操作简便,适合临床应用,但结果的准确性、重复性受主观因素影响。

4.质量控制

①精液黏稠度检测应在精液完全液化后进行。②应注意黏稠精液与不完全液化精液的区别,前者呈均质黏性,并且其黏稠度不随时间而变化。③高黏稠度会干扰对精子活动力、浓度的判定以及对覆盖在精子表面的抗体和生化标志物的检测。

5.参考区间

(1)玻棒法:黏丝长度<2cm。

(2)滴管法:精液呈水样,形成不连续小滴,拉丝长度<2cm。

6.临床意义

正常精液似胶冻状,黏稠度高,排出后在前列腺分泌的纤溶酶作用下自行液化,黏稠度降低。①黏稠度增高:精液常不液化或液化不良并伴有凝块。可使精子运动受限,导致精子穿透障碍而影响生殖能力。多与附属性腺功能异常有关,如附睾炎、前列腺炎。另外,可干扰精子计数、精子活动力和精子表面抗体的测定。②黏稠度减低:即新排出的精液呈米汤样,常因精子数量减少所致,见于先天性无精囊腺或精囊液流出管道阻塞、精子浓度太低或无精子症。

五、酸碱度

1.检测原理

用精密 pH 值试纸或 pH 值计测定液化精液酸碱度。

2.操作步骤

待精液液化后,用精密 pH 值试纸或 pH 值计测定其酸碱度,记录,并报告结果。

3.方法评价

pH 值试纸法简便,pH 值计法准确。

4.质量控制

①应在精液液化 30 分钟后进行,不要超过 1 小时以免因 CO_2 丢失而影响检测结果。②正常情况下选用 pH 值范围在 6.0～10.0 的试纸。③细菌污染可使精液 pH 值升高。

5.参考区间

pH 值 7.2～8.0(平均 7.8)。

6.临床意义

一般精液 pH 值为 7.2～8.0,呈弱碱性,弱碱性精液能中和阴道酸性分泌物,保护精子活动力。①pH 值<7.0 并有精液量减少,多见于输精管道阻塞、射精管和精囊腺缺损或发育不良。②pH 值>8.0,多见于急性前列腺炎、精囊炎或附睾炎,可能是精囊腺分泌过多或前列腺分泌过少所致。

第三节　精液显微镜检查

采用普通光学显微镜观察未染色精液标本的有形成分和染色后的精子形态。推荐使用相差显微镜观察新鲜、未染色的标本。

取 1 滴或 10μl 液化而混匀的精液置于载玻片上,加盖玻片静置片刻,低倍镜下观察有无精子。若未见精子,应将标本于3000rpm离心15分钟后,取沉淀物重复检查,若2次涂片均未见精子,无须继续作其他项目检查,直接报告为无精子症。

一、精子活动率

精子活动率是指显微镜下直接观察活动精子所占精子总数的百分率。

1.检测原理

直接涂片法:将液化后精液滴于载玻片上,显微镜观察精子的活动情况,计算活动精子所占百分率。

2.操作步骤

①制片:取完全液化且混匀的精液1滴或10μl于载玻片上,加盖玻片,静置1分钟。②镜检:高倍镜下观察计数至少5个视野200个精子中有尾部活动的精子数,计算精子活动率的百分率,报告结果。

3.方法评价

此法本质上是检查精子的活动率,有些不动的精子也可能是活精子,因此误差较大,只能作为初筛检查。

4.质量控制

(1)检验前:①排精后尽快(30分钟内)送检,标本应注意保温(37℃),时间过长或温度过低,可使精子活动率降低。②检查应在排精后1小时内完成,标本完全液化后才能检查。③检查用的精液量及盖玻片大小应当标准化(22mm×22mm),以保证分析的一致性。建议采用精液分析计数的专用工具,如Makler计数板。

(2)检验中:①涂片后尽快检查,防止精液干涸。宜在保温镜台上进行检查。②检查时可扩大观察视野和增加计数的精子数来提高结果准确性。

(3)检验后:若不活动精子过多(>75%),可能为死精症,但应采用体外精子活体染色技术法作进一步确证。

5.参考区间

排精后60分钟内,精子活动率为80%~90%(至少>60%)。

6.临床意义

精子活动率减低是导致男性不育的重要因素。当精子活动率低于70%时,可使生育力下降,如低于40%则可致不育。引起精子活动率下降的因素有:①精索静脉曲张。②生殖系统感染,如淋病、梅毒等。③物理因素,如高温环境(热水浴)、放射线因素等。④化学因素,如某些药物(抗代谢药、抗疟药、雌激素)、乙醇等。⑤免疫因素,如存在抗精子抗体等。

二、精子活动力

精子活动力是指精子前向运动的能力。主要包括精子运动的速度和方向,是一项直接反映精子质量的指标。世界卫生组织将精子活动力分为3级(表6-5),即前向运动、非前向运动和无运动。

1.检测原理

(1)直接涂片法:即显微镜法。将液化后精液滴于载玻片上,显微镜观察精子运动状态,依据精子活动力分级标准分析精子活动情况并进行分级。

表 6-5　世界卫生组织精子活动力分级与评价

分级	特点
前向运动(PR)	精子运动积极,表现为直线或大圈运动,速度快
非前向运动(NP)	精子所有的运动方式都缺乏活跃性,如小圈的游动,鞭毛力量难以带动头部,或只有鞭毛的抖动
无运动(IM)	精子没有运动

(2)计算机辅助精子分析法(CASA 法):采用计算机分析技术和图像处理技术相结合,利用微机控制下的图像采集系统,对精子的静、动态图像进行连续拍摄和分析处理,获得精子浓度、活动力、活率和运动轨迹等多项参数。

2.操作步骤

显微镜法:①制片:取液化后混匀的精液 10μl 滴于载玻片上,加盖玻片,放置 1 分钟。②镜检:于高倍镜至少连续观察 5 个视野,对 200 个精子进行分级、计数。③计算:计算各级活动力精子的百分率。以精子总活力百分率和前向运动百分率报告结果。

3.方法评价

①显微镜法:为世界卫生组织所推荐,操作简便,无须特殊器材,临床常用,但受主观因素影响较大,重复性和准确性有限。②CASA 法:较人工方法精确性更高,并可提供精子动力学参数的量化数据。该法最适宜应用于精子动力学分析,但评估活动精子百分率可能是不可靠的,因为后者还需要测定不活动精子的数目,而细胞碎片有可能和不活动的精子相混淆。

4.质量控制

①由于脱水、pH 值和环境温度的改变均会影响精子活动力,应尽量在精液液化后 30 分钟内完成检测,最大限度不能超过 1 小时。②精子活动力和运动速度依赖于温度,包括显微镜镜台、载玻片和其他操作器材等的温度,故应尽可能使检测环境温度和器材温度维持在 37℃ 左右。

5.参考区间

总活力(PR+NP)≥40%,前向运动(PR)≥32%。

6.临床意义

精子活动力低下,难以抵达输卵管或无力与卵子结合而不能完成受精过程。若连续检查,精子总活力不足 40%,可能为男性不育原因之一。精子活动力低下常见于:①精索静脉曲张,静脉血回流不畅,睾丸组织缺氧等。②生殖系统非特异性感染以及使用某些药物(抗代谢药、抗疟药、雌激素、氮芥等)。

三、精子存活率

精子存活率采用活精子所占比例表示。

1.检测原理

采用精子体外染色法,即用伊红 Y 或台盼蓝等染料对液化精液染色。活精子不着色,死精子因其细胞膜破损,失去屏障作用,易于着色,高倍镜下观察判断精子死活情况,计算活精子百分率。临床常用伊红染色法。

2.操作步骤

(1)湿片法：①制片染色：取液化精液和伊红Y染液各1滴或各10≥1滴于载玻片上，混匀，加盖玻片，放置30秒。②镜检计算：高倍镜下观察200个精子，计数不着色精子，计算其百分率。以精子存活率XX%报告结果。

(2)干片法：取液化精液和伊红Y染液各1滴或10≥1滴于载玻片上，混匀，1分钟后推成薄片，自然干燥后，同湿片法镜检计算。

3.方法评价

湿片法和干片法操作简便，适合临床应用，但所制备湿片无法储存以用于质量控制。

4.质量控制

①检测应在精液液化后尽快（最好在30分钟之内）进行，务必在排精后1小时之内完成。②防止时间过长，因脱水及温度变化会对检测结果产生负面影响。

5.参考区间

存活率≥58%（伊红染色法）。

6.临床意义

精子存活率减低是导致不育的重要原因之一。死精子超过50%，即可诊断为死精子症，可能与附属性腺炎症和附睾炎有关。

四、精子凝集

精子凝集是指活动的精子以不同方式相互黏附在一起，如头对头、尾对尾、尾尖对尾尖、头尾纠结或混合型相互黏附在一起的现象。这些精子常呈旺盛的摇动式运动，但有时也因黏附而使精子运动受到限制。世界卫生组织将精子凝集分为4级：①1级：多数精子是游离的，<10%的精了发生凝集。②2级：10%～50%的精子发生凝集。③3级：>50%的精子发生凝集。④4级：所有精子发生了凝集。

1.检测原理

将精液制成湿片，于显微镜下观察精子凝集类型和分级。

2.操作步骤

①制片：充分混匀精液后立即取10μl涂于载玻片，覆以22mm×22mm的盖玻片，制得厚度约为20μm的涂片。②镜检：显微镜下观察，记录主要的凝集类型和分级。

3.方法评价

该法操作简便，适合临床应用。

4.质量控制

①应在充分混匀标本后立即取样，以免精子在悬浮液中沉降。②制得涂片厚度约为20μm，利于精子自由游动。避免在盖玻片和载玻片之间形成气泡。③精子凝集需在湿片下观察。一旦精液不再漂移，应立即评估新鲜制备的湿片。④如果要重复取样，必须再次充分混匀精液。⑤不活动精子之间，活动精子与黏液丝、非精子细胞与细胞碎片之间黏附在一起，为非特异性聚集，而非凝集，需注意两者间的区别。

5.参考区间

正常无凝集。

6.临床意义

精子凝集提示可能为免疫因素引起的不育,需要做进一步检查以明确诊断。另外,严重的精子凝集会影响对精子活动力和密度的评估。

五、精子计数

精子计数有精子浓度和精子总数 2 项指标。精子浓度是指单位容积内的精子数量,亦称精子密度。精子总数是指 1 次完整射精射出精液中的精子总数量,即精子浓度乘以精液量。计数方法有 Neubauer 计数板法、Makler/Microcell 精子计数板法和计算机辅助精子分析法等,见表 6-6。

表 6-6　精子计数方法及评价

方法	评价
Neubauer 计数板法	为常规方法,较熟悉、经济,为世界卫生组织推荐;但标本需稀释,准确性和重复性较低
Makler 精子计数板法	标本不需稀释;精子分布不重叠,结果更准确;可同时分析精子活动率和活动力等参数,拍摄精子运动轨迹分析其运动方式和速度;但价格较贵;不便于在普通显微镜下操作和观察,当精子浓度过高时,应制动处理以便计数活动的精子
Microcell 精子计数板法	精确性更高,但计数板不能重复使用,成本较高,难以推广;国产 Micro 计数板价格低,便于国内普及
计算机辅助精子分析法	为自动化操作,简便、高效、客观、定量,获得参数多、结果准确、重复性好;但设备较贵,系统设置缺乏统一标准,准确性易受精液中细胞成分和非精子颗粒物质的影响

1.检测原理

Neubauer 计数板法:新鲜液化精液经精子稀释液稀释后,充液,显微镜下计数一定范围内的精子数,再换算成每升精液中的精子数。

2.操作步骤

①稀释:于小试管加入精液稀释液 0.38ml,再加入混匀液化精液 20μl,混匀。②充液:取混匀稀释精液 1 滴充入 Neubauer 板计数室内,静置 2～3 分钟。③计数:计数中央中方格内精子数(N)。若每个中央中方格内精子数为<10 个、10～40 个、>40 个,应分别计数 25 个、10 个、5 个中方格内的精子数。④计算:精子浓度(精子数/L)=(N/计数中方格数)×25×(1/计数池高度)×20×10^6/L;精子总数=精子数/L×精液量(ml)×10^{-3}。

3.方法评价

精子计数的方法及评价见表 6-6。

4.质量控制

(1)精液标本的采集、保温、送检等质量控制同精液标本采集。

（2）精液标本必须完全液化,吸取精液前必须充分混匀标本。吸取精液量必须准确。

（3）计数板使用的注意事项同血细胞显微镜计数法。

（4）计数时以精子头部为基准,应计数结构完整的精子（有头和尾）,有缺陷的精子（无头或尾）不计数在内,若数量多时应分开计数并记录。

（5）同一份标本应重复 2 次稀释和计数,以减少计数误差。太少的精子用于计数,将会得出不可确信的结果,对诊断和治疗产生影响。

（6）精子数量变异较大,最好在 2～3 个月内间隔 2～3 周分别取 3 份或以上的精液检查,方能得出较准确结果。

5.参考区间

精子计数＞20×10^9/L;精子总数≥40×10^6/次排精。

6.临床意义

连续检查 3 次精子计数均＜ 20×10^9/L,或精子总数＜40×10^6/次排精时,为少精子症。连续检查 3 次精液离心后沉淀物中仍未见精子时,为无精子症。常见于:①男性结扎术成功:一般在结扎术后第 6 周开始检查,每周 1～2 次,连续检查 3 次,检查不到精子则表明手术成功。②睾丸病变:如精索静脉曲张、睾丸畸形、炎症、结核、淋病、肿瘤及隐睾等。③输精管疾病:如输精管阻塞、输精管先天性缺损和免疫性不育（睾丸创伤和感染使睾丸屏障的完整性受到破坏,产生抗精子抗体所致）。④其他:逆行射精、有害金属或放射性损害、环境因素、老年人、应用抗癌药物等。

六、精子形态

精子形态:正常精子外形似蝌蚪状,由头部、颈部和尾部构成,长约 $60\mu m$。精子头部呈卵圆形,长 $3.0～5.0\mu m$,宽 $2.5～3.5\mu m$,头顶部呈透亮区,界限清晰,称为顶体（区）,占头部的 $40\%～70\%$。精子颈部非常短,连接精子头部与尾部。精子尾部细长,呈鞭毛状,长约 $55\ \mu m$,向尾端逐渐变细,依次由中段（长 $5～7\mu m$、宽＜$1l\mu m$、主轴与头部长轴成一直线）、主段（约长 $45\ \mu m$、宽 $0.5\ \mu m$）和末段（结构简单而且短）构成。胞质小滴位于头部后面或中间段周围,是精子的残存体,小于头部大小的一半。精子巴氏染色后,头部顶体区呈淡蓝色,顶体后区域呈深蓝色,中段呈淡红色,尾部呈蓝色或淡红色,胞质小滴呈绿色。

精子形态异常包括精子头部、颈段、中段和尾部的各种异常,见表 6-7。

表 6-7　精子形态异常

部位	异常
头部	大头、小头、圆头、双头、多头、无头、锥形头、梨形头、无定形头、有空泡头、顶体过小或过大、顶体后区有空泡、（大小超过头部 1/3）或联合异常等
颈段和中段	颈部弯曲、中段不规则、增粗、变细、锐角弯曲或联合异常等
尾部	短尾、双尾、多尾、卷曲尾、断尾、发夹状尾、尾部消失、尾部伴有末端微滴或联合异常
过多的胞质残余体	＞精子头部大小的 1/3

1.检测原理

(1)湿片法:精子计数后,用高倍镜或相差显微镜(600×)直接检查精子形态。

(2)染色法:将液化精液涂成薄片,经干燥和固定后进行 HE、Giemsa、改良巴氏、Bryan-Leishman 和 Shorr 染色法等。油镜下观察计数 200 个精子,报告形态正常和异常的精子百分率。

现已有预先固定染料的商品化载玻片,在载玻片上直接滴加 5～10μl 液化精液,加盖玻片,数分钟后精子即着色并清楚显示精子形态结构。

2.操作步骤

染色法:①涂片:取液化精液 1 滴(约 10μl)于载玻片上,采用压拉涂片或推片法制片,待干。②固定染色:将涂片置于乙醇和乙醚等量混合液中固定 5～15 分钟后行巴氏染色。③镜检计算:油镜下观察至少 200 个精子,计数形态正常和异常的精子数量,计算其百分率。

3.方法评价

①湿片法:操作便捷,但要求检验人员经验丰富,否则会因识别错误导致结果差异较大,故不推荐使用。目前,相差显微镜检查在临床上仍少用。②染色法:操作相对费时、复杂,但染色后精子结构清楚,易于辨认,结果更为准确,重复性好,为世界卫生组织推荐的方法。

4。质量控制

(1)精子数＞10×10⁹/L,可直接涂片检查;如果精子数＜10×10⁹/L,则应将精液 2000rpm 离心 15～20 分钟后,取沉淀物涂片检查。

(2)涂片厚薄应适宜,以免影响着色、透明效果。

(3)只有头、颈和尾部都正常的精子才正常,所有形态学处于临界状态的精子均列为异常。

(4)若精子有多种缺陷同时存在时,只需记录 1 种,应先记录头部异常,其次为颈和中段异常,最后是尾部异常。游离的精子头作为形态异常精子计数,但游离的精子尾不计入,以免重复。

(5)卷尾与精子衰老有关,但高卷尾率与低渗透有关,应予以注意。衰老精子体部也可膨大并有被膜,不宜列入形态异常精子。

(6)注意观察有无未成熟的生精细胞,若发现,应计数 200 个生精细胞(包括精子),计算其未成熟生精细胞百分率。

(7)在观察精子形态的同时应注意观察有无红细胞、白细胞、上皮细胞和肿瘤细胞等。

5.参考区间

正常形态精子≥30%(异常精子应<20%,若>20%为不正常)。

6.临床意义

畸形精子增加见于感染、外伤、高温、放射线、酒精中毒、药物、工业废物、环境污染、激素失调或遗传因素导致的睾丸异常和精索静脉曲张。

七、其他细胞

生精细胞:即未成熟生殖细胞,指各阶段发育不全的生殖细胞如精原细胞、初级精母细胞、次级精母细胞及发育不全精子细胞。上皮细胞、白细胞、红细胞:正常生育男性精液中偶见前列腺上皮细胞(呈柱状或立方形、圆形及多边形)、精囊细胞(呈圆形或卵圆形,嗜碱性胞质,含色素颗粒)、尿道移行上皮细胞(呈多边形)、柱状或鳞状上皮细胞、少量红细胞和白细胞。前列腺增生患者还可见到较多增大的前列腺上皮细胞。

1.检测原理

巴氏染色可以使精子和其他细胞得到很好的染色效果,从而有效地应用于精子形态学检查、不成熟精子细胞和非精子细胞的检查。

2.操作步骤

①涂片:在载玻片上加 1 滴 5～20μl 的未稀释精液,涂片、待干。②固定:将玻片浸入 95%(体积比)的乙醇 15 分钟。③染色。④封片:在玻片上滴 2～3 滴封片液,加盖玻片封片。⑤镜检。

3.方法评价

①该法可以染色精子头部的顶体区域、顶体后区、过多的胞质残余体、中段和主段,利于精子及精子细胞形态的检查。②该法涂片可以永久保存,以备将来用于内部质量控制体系。③染色液在避光条件下可保存数月或者数年。

4.质量控制

①精液涂片染色后可检出上述细胞,但它们降解后很难与炎症细胞区别。②各阶段生精细胞的形态、大小及核的形态、大小均不规则,如用未染色精液检查时,易与中性粒细胞相混淆。故世界卫生组织推荐采用正甲苯胺蓝过氧化酶染色法,中性粒细胞呈阳性,而生精细胞则呈阴性。对不含过氧化物酶的其他白细胞建议采用免疫细胞化学法检测。③盖玻片大小最好为 24mm×50mm 或 24mm×60mm,直接盖上,轻压盖玻片,将气泡排出(如果使用二甲苯,将玻片背面的二甲苯擦干)。在通风橱中,将封片好的涂片水平放置于玻片干燥盒中或者吸水纸上 24 小时。

5.参考区间

生精细胞<1%。红细胞、白细胞和上皮细胞<5 个/HPF。

6.临床意义

(1)未成熟生精细胞的存在,提示存在睾丸损伤。当睾丸曲细精管生精功能受到药物或其他因素的影响时,精液中可出现较多未成熟生殖细胞。

(2)精液中红细胞、白细胞增多见于生殖道和(或)附属性腺炎症、结核、恶性肿瘤等。正常精液白细胞小于 $1×10^9$/L(正甲苯胺蓝过氧化酶染色)。精液中白细胞超过 $1×10^9$/L 称为白细胞精子症,可伴有精子浓度、精液量、精子活动力等改变和(或)精子功能丧失。精液中检查到癌细胞,对生殖系统恶性肿瘤的诊断将提供重要依据。

八、精子低渗肿胀试验

精子低渗肿胀试验(HOS)是观察精子在低渗溶液中的变化,以检测精子膜的完整性。

1.检测原理

精子在低渗溶液中,水分子通过精子细胞膜进入精子以达到内外渗透压平衡,由于精子尾部的膜相对薄而疏松,在尾部可出现不同程度的肿胀现象,可用相差显微镜或普通显微镜观察,计数出现各种肿胀精子的百分率。

2.操作步骤

①加膨胀液：取 1ml 膨胀液于加盖微量离心管中,37℃温热 5 分钟。②加精液：吸取 100μl 混匀精液加入膨胀液,用移液器缓慢抽吸混匀,37℃孵育 30 分钟。③涂片：取 10μl 液体置于洁净的载玻片上,加盖玻片。重复制备一张涂片。④镜检：用 200 或 400 倍的相差显微镜检测涂片,计数尾部未膨胀(死亡)和膨胀(存活)的精子数目,每张涂片计数 200 个精子。⑤计算并报告 2 张涂片中活动精子的平均数和百分率。

3.方法评价

可作为一种用于评估精子的存活情况的可供选择的非染色方法。如用于卵胞质内单精子注射技术(ICSI)的精子,不宜进行染色时,该法为最有效的评估方法。细胞膜完整的精子在低渗介质中于 5 分钟左右膨胀,且其形状会在 30 分钟内保持稳定。

4.质量控制

①制成的膨胀液以 1ml 分装冻存于-20℃。使用前溶解膨胀液并充分混匀。②如为常规诊断用途可孵育 30 分钟,如果为治疗目的则只可孵育 5 分钟。③如室温低于 10℃时,应将标本先放入 37℃温育 5,-10 分钟后镜检。④某些标本实验前就有尾部卷曲的精子,在 HOS 试验前,应计算未处理标本中尾部卷曲精子的百分数,实际 HOS 试验的百分率等于测定值减去未处理标本中尾部卷曲精子的百分率。⑤统计所制备的 2 张涂片中活动精子的平均数和百分率的差异,如果差异是可以接受的,则可报告其活动力平均百分率。如果差异过高,则重新制备标本再次进行评估。⑥所报告的精子活动力的百分率应尽可能涵盖所有的精子数目。

5.参考区间

在排精 30～60 分钟,有 70% 以上精子应为活动精子。HOS 试验应有 60% 以上精子出现尾部膨胀。

6.临床意义

该项目可作为精子膜功能及完整性的评估指标,可预测精子潜在的受精能力。精子尾部肿胀现象是精子膜功能正常的表现,男性不育症者精子低渗肿胀率明显降低。

第七章　前列腺液检验

前列腺液是由前列腺分泌的不透明的淡乳白色液体,是精液的重要组成部分(占精液的30%)。其主要成分包括酶类、无机离子、免疫物质和一些有形成分等。前列腺液能维持精液的 pH 值、参与精子能量代谢、抑制细菌生长、促使精液液化。前列腺液检验主要用于前列腺炎、前列腺结核和前列腺癌的辅助诊断和疗效观察及性传播性疾病的诊断。

第一节　前列腺液标本采集与处理

1.标本采集

前列腺液标本由临床医师行前列腺按摩术后采集。标本量少时可直接涂于载玻片上,量多时弃去第 1 滴前列腺液后,采集于洁净干燥的试管或刻度量筒中。若标本用于细菌培养,应无菌采集并立即送检。

检验前应掌握前列腺按摩禁忌证,如疑有前列腺结核、脓肿、肿瘤或急性炎症且有明显压痛者,应禁止或慎重采集标本。检查前病人要禁欲 3 天,以免造成白细胞增多。

2.检测后标本处理

检测后的标本、试管、载玻片要浸入 5%甲酚皂溶液中浸泡 24 小时,或 0.1%过氧乙酸中浸泡 12 小时。试管和载玻片如要反复使用,要再煮沸、流水冲洗、晾干或烘干后备用。

第二节　前列腺液检验

一、理学检验

(一)检测原理

前列腺液量采用刻度量筒法或移液管法检查;颜色和透明度采用肉眼观察法;酸碱度采用 pH 值试纸或 pH 值计检测。

(二)操作步骤

1.量

将前列腺液直接收集到刻度量筒中,直接读取数值;也可采用移液管吸取前列腺液,将其移入刻度量筒中检测其量。

2.颜色与透明度

直接用肉眼观察前列腺液的颜色与透明度。

3.酸碱度

①用玻璃棒蘸取前列腺液,滴在 pH 值试纸上,30 秒后观察颜色变化,并与标准 pH 值色谱比较。②按照操作说明,采用 pH 值计检测前列腺液的酸碱度。

(三)方法评价

1.量

刻度量筒法检测结果可靠,但使用不方便。移液管法可造成前列腺液标本丢失,使结果偏低。

2.颜色与透明度

肉眼观察法误差较大。

3.酸碱度

pH 值试纸法操作简便,而 pH 值计法检测结果准确。

(四)质量控制

1.检查前

标本采集过程中防止标本丢失,并将全部标本送检。

2.检查中

无论是量、颜色与透明度,还是酸碱度检测都应检查全部标本,不能遗漏。量的检测要准确到 0.1ml。采用 pH 值试纸法检测酸碱度可反复检测几次,并达到一定时间后再与标准 pH 值色谱进行比较。

(五)参考区间

前列腺液检验项目与参考区间见表 7-1。

表 7-1　前列腺液检验项目与参考区间

项目	参考区间
量	数滴至 2.0ml
颜色与透明度	白色、稀薄、不透明而有光泽的液体
酸碱度	pH 值 6.3~6.5,75 岁以后 pH 值可略增高
白细胞	<10 个/HPF
红细胞	偶见,<5 个/HPF
磷脂酰胆碱小体	多量,均匀分布满视野
前列腺颗粒细胞	<1/HPF
淀粉小体	随年龄增长而增加
滴虫	无
精子	可偶见

(六)临床意义

1.量

①减少:见于前列腺炎;若前列腺液减少至采集不到,提示前列腺分泌功能严重不足,常见

于某些性功能低下和前列腺炎。②增多:见于前列腺慢性充血、过度兴奋时。

2.颜色和透明度

①红色:提示出血,见于精囊炎、前列腺炎、前列腺结核、结石及恶性肿瘤等,也可由一按摩过重引起。②黄色浑浊、脓性黏稠:提示化脓性感染,见于化脓性前列腺炎或精囊炎。

3.酸碱度

pH值增高见于前列腺液中混入较多精囊液或前列腺炎。

二、显微镜检查

(一)检查原理

采用非染色直接涂片法进行显微镜检查,也可采用Wright染色法、H-F染色法或巴氏染色法等进行细胞形态学检查。前列腺液还可以直接进行革兰染色或抗酸染色,寻找病原微生物。

(二)操作步骤

1.非染色直接涂片法

一般采用湿片检查。取前列腺液1滴直接滴于载玻片上,将盖玻片盖于载玻片上,然后置于高倍镜下观察有形成分。

(1)磷脂酰胆碱小体:主要成分为磷脂酰胆碱(PC),呈圆形或卵圆形,折光性强,大小不均,形似血小板,但略大,故观察时应与血小板区分。

(2)前列腺颗粒细胞:体积较大,可能是吞噬了磷脂酰胆碱小体的吞噬细胞。

(3)淀粉样小体:呈圆形或卵圆形,形态似淀粉样颗粒。小体中央常含有碳酸钙沉淀物,具有同心圆线纹的层状结构,呈褐色或微黄色。

2.染色法

当非染色直接涂片法检查见到畸形、巨大细胞或疑有肿瘤细胞时,应作Papanicolaou染色或H-E染色,有助于前列腺炎和前列腺肿瘤的鉴别;如Wright染色发现嗜酸性粒细胞增多,有助于变态反应性或过敏性前列腺炎的诊断。

(三)方法评价

非染色直接涂片法操作简便快速,临床较常用。染色法可辨别细胞结构,适用于细胞学检查。直接革兰染色或抗酸染色寻找病原微生物,但直接染色法检查病原微生物的检出率很低,故宜作细菌培养。

(四)质量控制

检验人员要掌握前列腺液正常和异常有形成分形态特点,以提高阳性检出率。①检查前:注意标本采集。②检查中:注意前列腺液涂片、显微镜检查等。③检查后:审核报告,复查无误后,才可发出报告。

(五)参考区间

前列腺液显微镜检查的参考区间见表7-1。

(六)临床意义

前列腺液常见的有形成分及临床意义见表7-2。

表 7-2　前列腺液常见的有形成分及临床意义

成分	临床意义
磷脂酰胆碱小体	前列腺炎时可见磷脂酰胆碱小体减少、成堆或分布不均；炎症较严重时磷脂酰胆碱小体被吞噬细胞吞噬而消失
前列腺颗粒细胞	增多多见于老年人、前列腺炎(可增加 10 倍,伴大量脓细胞)
淀粉样小体	一般无临床意义,可与胆固醇结合形成前列腺结石
红细胞	增多见于前列腺炎、前列腺结石、前列腺结核或恶性肿瘤、前列腺按摩后
白细胞	增多并成簇,是慢性前列腺炎的特征之一
滴虫	发现滴虫可诊断为滴虫性前列腺炎
病原微生物	相应感染

第八章 痰液检验

痰液是气管、支气管或肺泡的分泌物。正常情况下,支气管黏膜的腺体和杯状细胞分泌少量黏液,使呼吸道黏膜保持湿润。病理情况下,当呼吸道黏膜受到理化因素、感染等刺激时,黏膜充血、水肿,浆液渗出,黏液分泌增多。各种细胞(红细胞、白细胞、吞噬细胞等)、纤维蛋白等渗出物与黏液、吸入的灰尘和某些组织坏死产物等混合形成痰液。

痰液的成分很复杂,由95%水分和5%灰尘、蛋白质等组成,主要包括:①黏液、浆液。②细胞成分及细胞产物等,如白细胞、红细胞、上皮细胞、吞噬细胞等。③各种蛋白质、酶、免疫球蛋白、补体和电解质。④各种病原生物、坏死组织和异物等。⑤非痰液成分,如唾液、鼻咽部分泌物等。

痰液检验主要用于呼吸系统炎症、结核、肿瘤、寄生虫病的诊断,对支气管哮喘、支气管扩张、慢性支气管炎等疾病的诊断、疗效观察和预后判断也有一定价值。

第一节 痰液标本采集与处理

1.标本采集与处理

根据检验目的和患者情况而定,自然咳痰法是常用的方法。痰液标本采集的方法与评价见表8-1。标本采集后应立即送检,以防细胞分解、细菌自溶。不能及时送检时,可暂时冷藏保存,但不能超过24小时。应连续送检3次,以提高检查的阳性率。

采集标本时注意防止痰液污染容器的外壁;为了防止痰液污染,用过的标本应灭菌后再处理。

2.注意事项

痰液标本采集、处理的注意事项见表8-2。

表 8-1 痰液标本采集的方法与评价

方法	评价
自然咳痰法	常用和主要的方法。采集前嘱病人用清水漱口数次后,用力咳出气管深部或肺部的痰液,采集于干燥洁净容器内,避免混杂唾液或鼻咽分泌物
雾化蒸气吸入法	因操作简单、方便、无痛苦、无毒副作用,病人易于接受,适用于自然咳痰法采集标本不理想时
一次性吸痰管法	适用于昏迷病人、婴幼儿
气管穿刺吸取法	操作复杂、有一定的痛苦,较少使用
经支气管镜抽取法	操作复杂、有一定的痛苦,较少使用

表 8-2　痰液标本采集、处理的注意事项

项目	注意事项
采集方法	①采用合适的痰液标本。采集痰液标本时,先用清水漱口,用力咳出气管深处的痰液,注意勿混入鼻咽部分泌物
	②咳痰时最好有医护人员在场,以指导病人正确咳痰
送检时间	及时送检,若不能及时送检,可暂时冷藏保存,但不能超过 24 小时
标本容器	采用专用容器收集痰液
采集时间	
理学检查	①痰液理学检测以清晨第一口痰标本最适宜
	②检测 24 小时痰量或观察分层情况时,容器内可加少量苯酚防腐
细胞学检查	以上午 9～10 时留取深咳的痰液最好
病原生物学检查	①采集 12～24 小时的痰液,用于漂浮或浓集抗酸杆菌检查
	②无菌采集标本(先用无菌水漱口,以避免口腔内正常菌群的污染)适用于细菌培养
	③经气管穿刺吸取法和经支气管镜抽取法采集标本,适用于厌氧菌培养
检查后的处理	已检验过的标本及容器应煮沸消毒 30～40 分钟,若容器为纸盒可烧毁,不能煮沸的容器可用 5% 苯酚消毒后再行处理

第二节　痰液检验

一、理学检测

(一)检测原理

痰液量采用刻度量筒法或移液管法检测;颜色和性状采用肉眼观察法;痰液气味采用嗅诊法。

(二)操作步骤

1.量

将痰液直接收集到刻度量筒中,直接读取数值;也可采用移液管吸取痰液,将其移入刻度量筒中检测其量。

2.颜色与性状

直接用肉眼观察痰液的颜色与性状。

3.气味

用手将痰液散发的气味扇向自己的鼻部,然后仔细判断气味的性质和特点。

（三）方法评价

1.量

刻度量筒法检测结果可靠，但使用不方便；移液管法可造成痰液标本丢失，使结果偏低。

2.颜色与性状

肉眼观察法误差较大。

（四）质量控制

1.检测前

标本采集过程中防止标本丢失，并将全部标本送检。

2.检测中

无论是量、颜色与性状都应检测全部标本，不能遗漏。量的检测要准确到0.1ml。

（五）参考区间

无痰液或仅有少量白色、灰白色泡沫样或黏液样痰液，新鲜痰液无特殊气味。

（六）临床意义

1.量

呼吸系统疾病病人一般有咳嗽、咳痰的症状，痰液量的多少因病种和病情而异。急性呼吸系统感染较慢性炎症者痰液量多；细菌感染较病毒感染者痰液量多。

痰液量增多，常见于支气管扩张、肺脓肿、肺水肿和肺空洞性病变等，有时痰液量可超过100ml/24h。在疾病治疗过程中，如痰液量减少，一般提示病情好转；如有支气管阻塞使痰液不能排出时，可见痰液量减少，反而表明病情加重。

2.颜色

病理情况下痰液颜色可发生改变，但缺乏特异性。痰液颜色改变的常见原因及临床意义见表8-3。

表 8-3　痰液颜色改变的常见原因及临床意义

颜色	常见原因	临床意义
黄色、黄绿色	脓细胞增多	肺炎、慢性支气管炎、支气管扩张、肺脓肿、肺结核
红色、棕红色	出血	肺结核、肺癌、支气管扩张
铁锈色	血红蛋白变性	急性肺水肿、肺炎球菌性肺炎、肺梗死
砖红色		肺炎克雷伯菌肺炎
粉红色泡沫样	肺瘀血、肺水肿	左心功能不全
烂桃样灰黄色	肺织坏死	肺吸虫病
棕褐色	红细胞破坏	阿米巴肺脓肿、肺吸虫病
灰色、灰黑色	吸入粉尘、烟雾	矿工、锅炉工、长期吸烟者
无色（大量）	支气管黏液溢出	肺泡细胞癌

3.性状

不同疾病产生的痰液可有不同的性状，甚至出现异物，性状改变有助于临床诊断。

4.气味

血腥味见于肺癌、肺结核等；粪臭味见于膈下脓肿与肺相通时、肠梗阻、腹膜炎等；恶臭见于肺脓肿、晚期肺癌、化脓性支气管炎或支气管扩张等；大蒜味见于砷中毒、有机磷中毒。

二、显微镜检查

（一）检查原理

采用直接涂片法或涂片染色法进行显微镜检查。涂片染色法主要用于细胞学和病原生物学检查，常用的染色方法有巴氏染色、H-E 染色、革兰染色、抗酸染色、银染色（silver stain）、Wright 染色等，其临床应用见表 8-4。

表 8-4 痰液涂片染色方法与临床应用

方法	临床应用
Wright 染色	用于痰液中各种细胞的分类与识别
巴氏染色或 H-E 染色	对 Wright 染色检查发现的巨大或成堆的疑似肿瘤细胞进行确认
银染色	主要用于艾滋病病人等卡氏肺孢子虫感染的检查
铁染色	检查痰液中的含铁血黄素
革兰染色或抗酸染色	主要用于细菌检查

（二）操作步骤

1.直接涂片法

取可疑部分痰液直接涂片或加少量生理盐水混合后制成涂片，加盖玻片轻压后显微镜检查。

2.涂片染色法

取可疑部分痰液直接涂片，待涂片干燥后进行染色检查。

（三）方法评价

痰液显微镜检查的方法评价见表 8-5。

表 8-5 痰液显微镜检查的方法评价

方法	评价
直接涂片法	常规方法，简便、快速，对临床诊断帮助较大
涂片染色法	可清晰地显示有形成分的结构，有利于细胞的识别和进行细菌鉴定，有较高的应用价值

（四）质量控制

1.标本涂片

选择标本中有脓液、血液等异常部分进行检查。取适量痰液标本进行涂片，涂片要均匀、厚薄适中。用于染色检查的涂片要薄。

2.显微镜检查

痰液显微镜检查的质量控制见表 8-6。

表 8-6　痰液显微镜检查的质量控制

项目	质量控制
严格检查	严格遵守操作守规程,统一观察标准和报告方式,严格控制各种主观因素的影响
观察区域	先用低倍镜观察全片,再用高倍镜观察,至少观察 10 个以上高倍镜视野(细致的观察涂片每一个视野),客观记录观察结果
提高阳性率	①对标本较少或有形成分较少的标本,应扩大检查视野,不能有遗漏
	②直接涂片法发现较大、形态异常的细胞应进行染色检查,或采用液基细胞学(LBC)技术,以提高阳性率
双重复核	对检查结果有疑问时应请上级检验技师(医师)验证,对检查结果进行双重复核

3.审核报告

发放报告前应仔细核对报告单与送检单是否一致,诊断结果与临床资料等情况是否一致,复核无误后,才可审核报告。

（五）参考区间

无红细胞,可见少量中性粒细胞和少量上皮细胞。

（六）临床意义

病理性痰液可见较多的红细胞、白细胞及其他有形成分,其临床意义见表8-7。

表 8-7　痰液中常见有形成分及临床意义

有形成分	临床意义
细胞	①红细胞:支气管扩张、肺癌、肺结核
	②白细胞:中性粒细胞增多见于化脓性感染;嗜酸性粒细胞增多见于支气管哮喘、过敏性支气管炎、肺吸虫病;淋巴细胞增多见于肺结核等
	③上皮细胞:鳞状上皮、柱状上皮、肺上皮细胞无临床意义,增多见于呼吸系统炎症
	④肺泡巨噬细胞:肺炎、肺瘀血、肺梗死、肺出血
	⑤肿瘤细胞:肺癌
结晶	①Charcot-Leyden 结晶:支气管哮喘、肺吸虫病
	②胆固醇结晶:慢性肺脓肿、脓胸、慢性肺结核、肺肿瘤
	③胆红素结晶:肺脓肿
病原生物	①寄生虫和虫卵:寄生虫病
	②抗酸杆菌:肺结核
	③放线菌:放线菌病
弹性纤维	肺脓肿、肺癌

参考文献

[1]刘成玉,罗春丽.临床检验基础.第5版,北京:人民卫生出版社,2012.

[2]吴晓曼,权志博.临床检验基础.武汉:华中科技大学出版社,2013.

[3]杨红英,郑文芝.临床医学检验基础.第2版,北京:人民卫生出版社,2014.

[4]许文荣,临床基础检验学.北京:高等教育出版社,2006.

[5]熊立凡,刘成玉.临床检验基础.第4版.北京:人民卫生出版社,2010.

[6]胡丽华,临床输血学检验,第3版.北京:人民卫生出版社,2012.

[7]胡晓波.临床检验基础.北京:高等教育出版社,2012.

[8]陈文彬,潘祥林.诊断学.第8版,北京:人民卫生出版社,2013.

[9]叶应妩,王毓三,申子瑜.全国临床检验操作规程,第3版.南京:东南大学出版社,2006.

[10]吴晓曼.临床检验基础实验指导.第4版.北京:人民卫生出版社,2011.

[11]丁磊.临床检验基础实验指导.北京:高等教育出版社,2012.

[12]吕时铭,检验与临床诊断。妇产科学分册,北京:人民军医出版社,2007.

[13]方群.妇产科检验诊断学,北京:人民卫生出版社,2004.

[14]朱欣平,苏川.人体寄生虫学.第8版.北京:人民卫生出版社,2013.

[15]李朝品.医学寄生虫图鉴,北京:人民卫生出版社,2012.

[16]沈继龙,张进顺.临床寄生虫学检验.第4版.北京:人民卫生出版社,2013.

[17]王永才,张毅.现代针吸脱落细胞诊断学多媒体图谱.辽宁:辽宁电子出版社,2006.

[18]曾照芳,洪秀华.临床检验仪器,北京:人民卫生出版社,2007.

[19]曾照芳,余蓉,医学检验仪器学,武汉:华中科技大学出版社,2013.

[20]丛玉隆,马骏龙,张时民.实用尿液分析技术与临床.北京:人民卫生出版社,2013.

[21]WS/T405——2012.WS中华人民共和国卫生行业标准,北京:中华人民共和国卫生部,2012.